U0396609

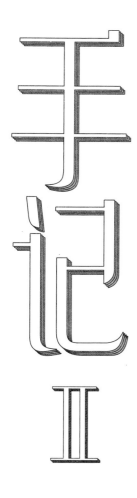

催眠师手记 II

高铭 —— 著

北京联合出版公司
Beijing United Publishing Co.,Ltd.

图书在版编目（CIP）数据

催眠师手记. 第二季 / 高铭著. — 北京：北京联
合出版公司，2018.4（2022.3重印）
　　ISBN 978-7-5502-9421-9

　　Ⅰ.①催… Ⅱ.①高… Ⅲ.①心理疾病—诊疗—普及读物
Ⅳ.①R395.2-49

　　中国版本图书馆CIP数据核字（2018）第039499号

催眠师手记. 第二季
作　　者：高　铭
出 品 人：赵红仕
责任编辑：李　伟

- -

北京联合出版公司出版
（北京市西城区德外大街 83 号楼 9 层　　100088）
三河市冀华印务有限公司　新华书店经销
字数 259 千字　　　700 毫米 × 980 毫米　1/16　　23 印张
2018 年 4 月第 1 版　　2022 年 3 月第 14 次印刷
ISBN 978-7-5502-9421-9
定价：55.00 元

- -

目录

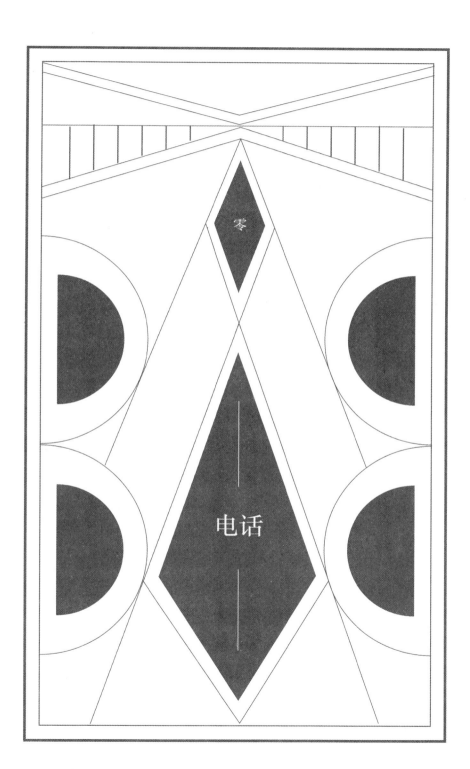

我拉开玻璃门，光着脚站在酒店阳台上远远眺望着海边的方向，心里盘算着是在酒店餐厅吃点儿东西还是直接奔海滨——海滨的路边也会有一些烤海鲜之类的小食摊。不过，假如一起床就去吃那种烧烤食物恐怕肠胃会难以接受，所以我决定就在这儿发会儿呆，然后洗个澡，动身到离酒店不远的那家小吃店点上一份海鲜粥或者海鲜杂烩面——昨天这家小店食物的美味给我留下了非常深刻的印象。

刚拿定主意，电话响了。

我回到房间找出手机，屏幕显示来电居然是搭档家里的号码。

"看号码是你家里的，你已经回去了？"我坐在床边依旧看着窗外，"不是说一个月吗？现在才不到两周……"

搭档："我哪儿也没去。"

我："嗯？你不是说要休假吗？"

搭档："在哪儿都能休假。"听上去他的声音很沮丧。

我想了想，耐心地问道："是不是又睡过了没赶上航班？"

搭档："不，我没订过机票，也没打算去任何地方。"

我："就是说你一直在家？"

搭档："问题不在这儿，我不想干了。"

我："啊？"

搭档："我是说我没方向感了。"

我松了口气："我知道，看出来了，就在你说各自休假一个月的时候我就看出来了，我以为你是想散散心或者……"

搭档："咱俩认识、一起开这个诊所也好几年了，每天都是这些东西、这些人，我本来把这个当事业来干的，现在却成了工作了。"

我："有区别吗？"

搭档："有。事业是理想，工作是谋生。"

我忍不住笑了："我以为你一直都认为这是工作呢，因为你对钱的态度……"

"我喜欢钱跟我是否在做事业不冲突。"他像个任性的孩子般一直在打断我，"但是最近几个月我也不知道自己这是怎么了，总是提不起精神，就跟缺失了点儿什么似的……你知道，我是那种靠独处才能养精蓄锐的人，但是在家待了这些天后我突然发现自己并没获得能量，反而更无力。好像我的感官都退化了，什么都是无味的，总是觉得缺少点儿什么……还记得半年前你给过我一瓶很酸很咸的话梅吗？你说不好吃，但那种极度刺激性的口感正是我所需要的，在我看来那个话梅非常棒。"

我："我可以再送你几瓶……我知道了，你是缺乏刺激了。"

搭档沉默了一会儿："我不知道，反正就是有什么不对的地方，就是缺了点儿什么东西，只需一点点就够，但的确非常重要的东西。一盘菜缺一点儿盐就无味；一幅画缺那一抹微笑就无神；几个标点就能改变一整段文字的含义；少了几个……"

我："好了好了，不用再排比举例，我懂了。那么，你说的不想干了是真的吗？"

搭档："我不知道，但是没有更好的方式来表达。"

我："假如我们关闭了这个诊所，你打算干吗去？"

"我没想过。"他回答得很干脆。

我："你想去教书吗？"

搭档："没兴趣。"

我："我可以介绍课题组给你……"

搭档："我不干。"

我："要不我们再合作开个别的什么……"

搭档："那不一样嘛。"他现在的表现像是个没有主意却在否定一切选择的任性女人。

我："这样，要不你先来找我吧，这里海滩不错。我昨天刚刚找到一家味道很好的小吃店。"

电话那头传来长长的一声叹气。

"或者……"我能猜到他现在的样子，应该是胡子拉碴穿着邋遢地歪在沙发要不就是床上，身边堆满了空零食袋子，屋里乱成一团，窗帘紧闭。"或者我们去英国吧？还记得那个曾经梦到被半面人追赶的客户吗？

她一直在邀请我们去英国玩儿。"

搭档："呃……好像是个不错的主意……"

我："那我回头联系下她？"

搭档："让我想想……你现在在哪儿？"

我告诉他自己所在城市的名字。

搭档："你为什么总能找到想去的地方？"

"嗯……"他把我问住了，"大概……是我去过的地方少吧。"

搭档："不，因为你对这个世界还抱有热情。而我不是。"

这回轮到我叹气了："说得那么老气横秋……"

搭档："事实就是这样，我不知道该对什么充满热情，也不知道该怎么取悦自己，所以，这方面我很糟糕。"

我："你是想说你有情感障碍吗？"

搭档："恐怕我是认知障碍，我对整个世界有认知障碍。这也就是当初我找你的原因。因为我是冷漠的，我需要从你身上吸取那种能够让我提起精神的东西。在认识你之前我甚至做过抗抑郁治疗。"

我："你从没跟我提过这件事儿。"

"是啊，"他长长地出了一口气，"但重点不在这儿，重点在于那对我根本无效。"

我："因为你精通于此吗？"

搭档："跟职业无关，我天生就对一切充满了质疑，包括我们曾经接触过的全部案例。虽然它们看上去用某种方法已经解决了，但真的是这样吗？那真的是对的吗？是不是还有更好的方式？可是，我们没办法知道，因为潜意识是个进程，别说找到应对方法了，能跟上都是奇谈。"

我："你似乎……"

搭档："怎么？"

我："犯了……某种强迫症……"

搭档："我是认真的，我真的这么想。因为我们出了问题，所以我们以为一切都出了问题，但这个世界从来没有任何问题，它不会抑郁，不会有压力，不会不安，不会崩溃，那些都是我们认为的而已。因为我们有压力，我们抑郁，我们不安，我们崩溃了，而实际上一切好得不能再好了，和几亿年前没任何区别。"

我一声不响地听着他乱七八糟没头没脑的发泄。

"但是，"他停下把什么东西塞到嘴里，听起来好像是薯片，"但是当有了人类之后，或者说是有了思维之后，原本平静的一切都被搞乱了。你知道我在说什么吗？"

我："思维，才是混乱的根源。"

搭档含混不清地说："没错，就是这样。"

我："我怎么觉得你有反人类倾向啊……或者是反思维、反智的……那种倾向？"

搭档："反正就是那个意思，我现在就是这个德行，就是我说的那种认知障碍。"

我："要给你做个催眠吗？"

搭档："你试过的，失败了。"

我："也许多试几次就可以了。"

搭档："你试过不止一次。"

我："好吧，我承认。不过你应该听听我的建议。"

搭档："哪部分？"

我："我曾经跟你说过的，试着运动一下，跑步，或者去健身房。"

搭档："为什么？"

我："呃……运动的同时也能让你的大脑排除掉一些不好的物质。"

搭档："哪种物质？谁说的？"

我："我的健身教练说的。"

搭档："你信了？"

我："嗯？我为什么不信……"

搭档："你看，这就是问题。我从骨子里就不信，我认为那都是健身教练为了推销健身课时对你所做的暗示罢了。"

我耸耸肩："那又怎么样？反正也没坏处干吗不去做？"

搭档："我就怀疑一切。"

我："所以你因此而不安。"

他突然沉默了。

我："怎么？"

搭档："也许你是对的……恐怕这就是我的问题。"

我："也许你需要点儿什么东西。"

搭档："例如？"

我："现在还不知道，也许很快就会出现的。"

搭档："现在给我五千万我也许能稍微好点儿，更多的话会更好点儿。"他在东拉西扯地掩饰对我的认同。

我："我下周回去，到时候我们坐下来好好谈谈，无论是你，还是我们是否继续合作干下去。怎么样？"

搭档："好吧，看来只好这样了。你晒黑了吗？"

我："很黑，这边阳光很好。其实你也应该试试。"

他大概是又往嘴里扔了一片什么东西后含混不清地说："我无所谓肤色。"

我："我指的是你可以试着对什么东西有投入感。"

搭档："和你一样废寝忘食地去组装什么模型？我不干。"

我："不见得非要和我一样，是别的。"

搭档："好吧，等我慢慢找到后告诉你。你什么时候回来？"

我："我说了，下周。"

搭档："具体点儿。"

我："订了机票再告诉你。"

搭档继续往嘴里扔着零食："嗯，到时候我去接你，别挑夜航……"

我："知道了，你的夜晚是神圣而不可侵犯的。"

搭档："嗯哼，拜拜。"说完他飞快地挂了电话。

我把手机放到一边重新回到阳台，继续眯着眼睛远远看着海滩的方向，心里想着怎么能找到个有趣的事情或者案例，好让我这个陷入混乱并因此而沮丧和颓废的搭档恢复过来。我很清楚他不可能，也从没打算过放弃我们现在经营的诊所，因为他非常喜欢这份工作或者事业，甚至可以说他就是为此而生的。至于刚才那些，只是某种情绪上的发泄罢了。仅此而已。

　　我胡思乱想了一阵之后决定先洗个澡，然后找点儿东西吃。

　　一周后当我回去的时候，那个我们都梦寐以求的案例，就这么出现了。

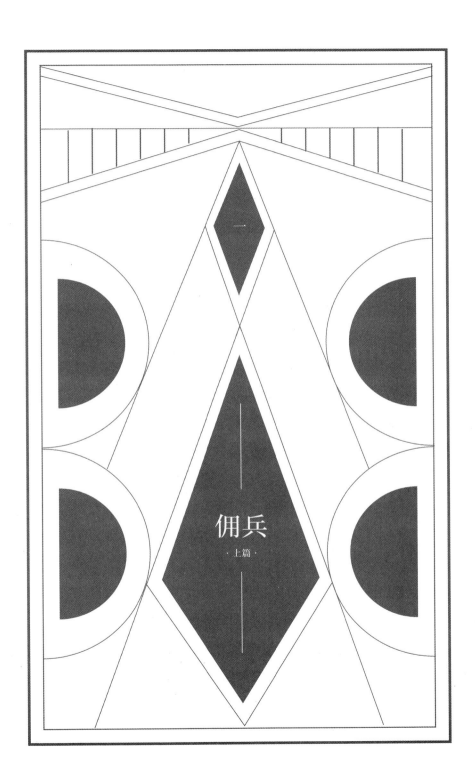

一

佣兵

·上篇·

我推着行李车花了好一阵才从接机的人堆里找到搭档——因为他完全不像别的接机人那样翘首寻找，而是低着头全神贯注地摆弄着手机，甚至都没留意到我推着行李车走到他身边。

　　我："看什么呢，那么认真？"

　　搭档头也没抬："哦？你都出来了？"

　　我笑了："我要是没出来你现在岂不是活见鬼了？什么东西让你那么专注？"说着我凑过去看了看他的手机屏幕，是短信界面。

　　搭档依旧疯狂地敲着字，头也不抬地说："客户。"

　　我："客户？什么客户？车停在哪儿了？"

　　搭档又盯着屏幕看了几秒钟，等确定短信发出去后，抬起头看着我笑了笑："走，2B。"

　　我："啊？什么？"

　　他："车停在地下2层B区。"

我："哦……对了，你刚才说是客户？什么客户？"

他想了想："嗯……算是比较特殊的……嗯……大客户。"听上去他似乎不是那么确定。

我："我就说能让你这么专注的一定是……这单酬劳有八位数？"

他停在电梯边，表情严肃地望着我："我指的是别的。"

我按下电梯的呼唤键："是什么？"

他并没有直接回答而是反问："你有没有过那种特别想接触的心理类型？"

我："特别想接触的类型？嗯，你是指偏极端的吧？或者标志性的？"

搭档："杀过人的呢？"

我："做我们这行接触这种类型又不罕见……"

他打断我："不不，我指的是合法地杀人。"同样推着行李车候梯的几个旅客开始纷纷上下打量我们。

电梯门开了，我先把行李车往后拉了一些好让电梯里的人出来，然后推着车进了电梯："合法的？你是指行刑人员？他们不是都有专门的心理辅导吗？"

搭档跟着进了电梯："比那个还放肆的职业。"

"还放肆的……职业？军人？你指的是军人？"我这才明白过来。

搭档点了点头："差不多，类似……嗯……佣兵。"

我的兴趣一下被勾起来了："这个大客户是雇佣兵？"

搭档咧开嘴笑了。

我："呃，你哪儿搞来的这个人？"

搭档："朋友的朋友的朋友介绍的。"

"这个弯儿拐的……听你刚才的意思是他杀过人？你怎么知道的？接触了？"即便我压低了声音，电梯中其他乘客再次纷纷打量我们，并且面面相觑。

搭档："还没接触，是我推测的。跟我聊短信的只是介绍人，具体情况她了解得也不是很多。"

我不想再给那些旁听者造成困扰："回去再说吧。"

搭档点点头。

我："什么时候？"

搭档："两天后的下午。"

之后我们没再就这个话题说下去，而是转向了我的这趟休假。

看上去这家伙完全没事儿了，一扫电话中的沮丧和阴郁，并且能隐约感觉到他很兴奋。对此我能理解，因为在很早以前我们就曾经聊过战争创伤的问题，并且观点一致：那是一种极其具有代表性的心理案例——教科书级别。

回去的路上是我开的车，他又一直在忙着收发手机信息。

两天后。

当那名"佣兵"出现的时候，他的外形让我们多少感到有些意外，因为他和我们想象中的样子有些差异，尤其是气质上。

在我们眼前的是一个留着花白寸头，年纪将近五十岁的男人。他的平静与温和使他看起来像是个文雅的知识分子，但比较特别的是，他格外健壮，那彪悍的体格有时候会让人忽略掉他的年龄。不过假如细看，会发现他的眼神和他身上的肌肉有些不搭——他眼神中包含的不仅仅有着年龄所带来的深邃，还有些别的东西。出于职业的缘故，我也凝视过不少人的眼睛，可是却无法判断出这个人眼神中到底是什么，那在我的经验和想象力之外。

我们象征性地寒暄，并且自我介绍了一番后分别落座，搭档拿起桌上的饮料单递了过去："您要点儿什么？"

我们并没直接把"佣兵"约在诊所，而是去了附近一家咖啡店。通常非正式的会面我们都会安排在这里。它在一家酒店的一层，高大、宽敞、明亮，但是却不喧闹。闲暇的时候我和搭档也会来这里小坐。

"佣兵"点完饮料后把水单还给服务生，指了指桌上的烟灰缸问我们："可以吗？"

搭档："当然，请便。"

他礼貌地笑了下，点上一根烟，但是并没有吸，而是直接架在了烟灰缸上。

搭档："之前我们了解的信息有点儿过于简单了，所以你不介意我们问吧？"看来搭档打算直接进入正题。

他又礼貌性地笑了笑："不介意。"

"OK！"搭档飞快地和我交换了一下眼神，"由于介绍人转了几层的缘故，所以很多关于你的问题我们都没搞明白。请问，您是真正意义上的雇佣兵吗？"

他笑着摇摇头："我更倾向于承认自己是个安保。"

搭档："安保？"

他："是的，武器公司的安保人员。"

搭档："能细说一下吗？"

他略微想了下："还是让我从头说起吧，否则我们的谈话会一直被打断——如果不说清前因后果的话。"

搭档点点头表示同意。

他抬手从烟灰缸上拿起烟在手里熟练地把玩着，但是依旧没有吸："年轻的时候我曾经是一名特警。也许有人觉得这个职业很神秘或者有别的什么看法，但对我来说那只是一份单调的工作。每天就是训练、训练、训练。各种你听说过没听说过的训练以及各种模拟预警和演习，那些年就是这么过来的，一次我所期待的实战都没有。等到三十多岁该退役的时候我面临几个选择：分配回老家当个小公务员，和战友一起干点儿什么合法的小生意，或者给那些别人介绍来的有钱老板当保镖——他们很喜欢雇我这样的人，强壮、傻、听话。"说到这儿他自嘲地摸了摸下巴，"他们当时开出的价格的确让我动了一阵心思。不过最终还是选择了我最感兴趣的——做一名驻海外使馆的安保顾问。"

搭档："嗯？等一下啊，所有特警退役后都有这种就业选择机会吗？我是指使馆安保顾问。"

他："不，我们不是一般的防暴特警，我们的警种比较特殊，反恐。"

"反恐？"搭档愣了几秒钟，"……我听说有一种特警和其他的不太一样，而且要经过层层筛选之后才能加入，是那种吗？"

他："就是那种从几万甚至更多想要加入的备选者中挑出，更多的细节我不能说……差不多就是这样吧，很复杂的一套机制。"

搭档点了下头："嗯，明白了，不是一般意义那种……所以你们退役后的就业选择也相对比较……嗯……高端一些。"

他笑了笑："应该是吧。不过最初我选择去做使馆安保顾问的理由很土，我想长长见识，因为那时候我没出过国。虽然有时候会有其他国家的同行来交流和切磋，但是原来没什么机会出去。现在不一样了，也会有外派交流。记得两年前我曾经在北美的街上见到一些中国人，从他们的动作和举止上我能看出他们是同行。当时我很吃惊，甚至最开始还以为他们结伙来干什么非法勾当。后来跟他们聊了一会儿才搞清楚不是我想的那样，只是官方安排的跨国交流而已……呃，也许你没明白我为什么对此很紧张，因为我们受过的训练都是很……嗯……都是反劫机和反挟持人质那类的训练——反恐，所以……你理解我在说什么吧？"

搭档："理解，你是想说你们同样精通于恐怖活动。"

他点了点头后随手捻灭那根几乎没吸过一口的香烟："正是这样。"他端起自己点的那杯饮料喝了一口，放下，又点上一根烟，不过依旧架在烟灰缸上。"在领事馆工作那几年也没什么值得说的。很单调，例如外出活动的安保措施等，大部分是和当地的安保人员进行对接，非常程序化，很轻松，所以我也就经常是无所事事的状态。最初的一年大多数时间除了学语言我几乎整天泡在健身房去消耗过剩的精力。第二年的时候我找到了新的发泄方式——长跑。也就是在长跑的时候认识了一个人，就是那个人介绍我进入现在这一行的。"

搭档："武器公司？"

他："是的，武器公司。"

搭档："我猜这个职业的薪水比较可观吧？"

他点点头："是的，就是这个吸引的我。回想起来我所有的就业动机都很土：见世面，挣钱。"

搭档："可以理解。不过话说那个人是什么人？"

"是个华裔商人。"他停了一会儿，摸了摸略显花白的短发，"他的母亲和我同乡，所以我们算是半个老乡。最初相识是因为他惊讶我的体力——多年训练出的体能可以让我轻松地匀速疾跑上好几公里。因为我们经常并肩……就是这样认识的。"

搭档扬了扬眉："他能和你一起跑？"

他："不，他骑单车。"

搭档："哦……原来如此。"

他："我们经常遇到，后来就开始有一搭没一搭地搭话，更熟一些后就开始边跑边聊天——毕竟都是黑头发黄皮肤，有亲切感。当接触足够多的时间——大约两年后，空闲的时候我们会一起吃饭、喝茶，聊的内容也更多，例如女人、钱。在一次吃饭的时候，他问我为什么要做现在这份工作，我告诉他这份工作能长长见识并且收入还不错。他就试探着让我说说自己当时的薪水有多少。出于虚荣心我把真实薪水翻了一倍告诉他。他先是愣了一下，然后笑了。我还记得当时我很不高兴。他笑完跟我说：'凭借你的能力，你能挣的钱应该远远高于这个数。'听他这么说我立刻警觉了起来，因为我认为他指的是那些违法的勾当——我曾经面临过不少这种诱惑。不过他跟我解释说不违法，是正规的，而且也能满足我四处去见识一下的愿望，所以我的好奇心被勾起来了，可他并没有具体讲是一份什么样的工作。接下来的两年他都没有再提这件事，我也就理所当然地认为他只是吹牛。就像是每年战友聚会的时候，我们一边喝酒一边各自吹嘘自己混得有多好。"

搭档点点头："有意思。之后呢？他什么时候又提起这件事儿的？"

他："等我那份驻外的约期将满的时候，我就找他吃饭，然后告诉他我打算申请去驻其他国家的使馆工作，因为我在这里待够了想换个环境。很意外，他又提起了那份收入很高的工作，并问我有没有兴趣。我随口问了下那工作能有多高薪水。他说如果是特殊情况、特殊地点的话，会是时薪，然后告诉我一个数字——那代表我每小时能得到的酬劳。"

搭档："时薪是多少？很高吗？"

他看着搭档似笑非笑地说了一个数字，搭档眼睛亮了一下。瞬间这家伙差点儿突破物理极限，因为我看到他眼里几乎真的放射出某种光芒。

他："当时我听到这个数字后和你的反应是一样的。我甚至忘了问他所说的'特殊情况和特殊地点'是指什么就已经打定主意要干这份差事了。所以等到合同期满回国后，我完全没考虑再续，而是直接开始办理因私出国的手续。最初我以为自己原来所从事的职业会让我很难通过审核，但是实际上非常顺利，也许一个已经退役很久、体力开始下降的老家伙不具有任何威胁性了吧。"说到这儿他自嘲地摸了摸花白的短发，"所以，我就去了。"

搭档："武器公司？"

他："是的。"

搭档："哪家武器公司？"

他狡黠地眨了眨眼睛："很大的那家。"

搭档笑了："好吧……是直接就去了还是需要某种考核？"

他："当然需要考核。最开始我还担心自己的文化背景不够深，但当第一轮考核结束后我发现担心是多余的，因为他们对我的测试几乎是对职业军人的考核，不过要苛刻得多。例如第一项就是考查我对装备的熟悉速度以及依赖性。这两项最好的结果是相反的——上手越快、熟练度越高越好，而（对装备）依赖性越低越好。如果反过来，恐怕就不会有第二次考核了。"

搭档："要求精通各种武器？"

他："不需要，熟悉就好。"

搭档："包括重武器吗？"

他："不。"

搭档："那假如你能够掌握重武器或机械会不会加分？比方说你会开坦克。"

他："那要看到什么程度。只是会开就没意义，因为没有足够的驾驶训练时长就等于什么都没有。在很多时候，经验和应变能力是漫长的训练所带来的，而不是旺盛的本能。当然，在战区旺盛的本能很重要，但在掌握重型武器和机械上，旺盛的本能不够重要，熟练才是最重要的。美国的军队这一点就做得很好，他们不要求你什么都精通，只精通自己的本职才是最好的，否则你什么都去尝试必定会混淆系统。比方说你平时驾驶的是机动车，假如没有足够的经验就去驾驶重型机动武器——例如坦克，那么你会下意识地提高驾驶速度，这是个很大的错误，因为你在无目的性地消耗坦克的机动潜能。"

我和搭档飞快地交换了一下眼神，因为我们都留意到了他轻描淡写带过的那个词：战区。

搭档："原来如此……那复试呢？"

他："各种测试。体能、神经反应、自控能力、分析判断、应变能力，还有语言掌握能力以及情商。"说着他再次把早已熄灭的烟蒂推进烟灰缸，"现在回想起来，那更像是一个评定我生存能力的测试。"

搭档："通过得顺利吗？"

他："大部分。"

搭档："哦，我有几个问题。"

他边点上一根烟边微笑着问："什么？"不过这次他吸了一口才放下。

搭档："你刚提到的是'装备依赖'这个词，对吧？作为一个军事白痴，我想知道，他们为什么要求对装备的依赖性越低越好？他们不是生产武器的公司吗？为什么有这种测评？"

"装备依赖度过高是个很糟的事情，因为那样在突发情况下你的第一反应是寻找武器，那会让你浪费掉大量的逃生时间，这非常不利。公司要我们去的目的并不是干掉多少敌对人员，甚至更希望我们能避免战斗，因为我们不是军方的作战单位，只是公司的雇员，首要目的是保证自己活着，保证公司的其他雇员活着，就是这样。"说到这里他停下仔细想了一会儿，"让我继续吧，听下去你就明白了。"

搭档："好。"说着他也抽出一根烟点上。我想了想，忍住了去拿烟的冲动。

他："过了一段时间之后，我顺利拿到他们的工作签。接下来除了一般的培训外完全是和领事馆一样的那种平淡的工作，薪水虽然还好但没那么高。当时我觉得被骗了，每天都在后悔自己脑袋发热没经过思考就跑来了。但这种状态并没持续多久。有一天一个公司的高管跑来问我有没有兴趣挣更多的钱。这次我很谨慎，我问他怎么才能挣到，需要付出什么。他给了我一个很简单的答案：去战区。"

搭档："这是我一直想问的，武器公司派人去战区干吗？"

他："跟销售有关。"

搭档："嗯？我没明白。"

关于这个理由我也没听明白。跑到战场上去卖枪吗？似乎在胡扯。

他："这是个相对复杂的问题。美国的军方除了士兵、指挥官不是公司提供的，所有你能想到的一切都是商业公司提供并且运作的。武器、弹药、跨国运输、伙食、垃圾处理、娱乐，以及战前建设、战时建设、战后建设。总之，你会见到各种各样的承包商。有时候甚至包括战术……"

搭档："战术？你是说他们军方的战术也是公司提供的？"

他："不完全是公司，例如军事学院，也有专门的战略、策略公司。"

我和搭档忍不住对视了一下，因为这是我们闻所未闻的。搭档想了想："那，既然武器公司已经把武器提供给军方了，派雇员去前线做售后？

不可能吧？"

他："这就是细节问题了。他们（美军）在前线有个不成文的规定：假如某个建制的战区作战人员在短时间内对一件装备投诉超过两次，那么这件装备就无条件被替换——通常指轻武器。所以各种公司的雇员会经常出没在战区，大体上是跟那些士兵还有低阶军官套近乎，请他们喝杯啤酒之类。而这些公司雇员的生命保障军方不提供，都是自己想办法——找专门的安保公司，或者公司自己的保安——也就是我们。安保人员大多是退役下来的军人构成的，尤其前身是特种部队的人比较受欢迎，因为他们几乎不用培训。不过那些家伙通常也都跟军方的情报部门挂钩，为公司工作之余还负责为军方打探消息甚至直接参与调停、谈判。公司对这种兼职通常不闻不问，因为那些家伙实在太强了，尤其是在战区当地的人际关系上，所以……就是这样。当然也有我这样傻头傻脑只干这一份差事的。"

搭档："我懂了，你们的存在意义就是保证前线雇员的安全。可我还是不大明白，你说过你们的薪水很高，这样对公司来说划算吗？因为据我所知，美国很多公司提供给军方的轻武器价格并不夸张，有些甚至是半卖半送，是这样吧？"

他平静地看着搭档："没错，不过我想你一定明白这是为什么。"

搭档低下头，拇指在唇边来回滑动着，嘴里还含混不清地嘀咕。他过了一会儿停下动作抬起头："因为……因为美军相当于武器商的广告载体？"

他淡淡笑了笑："正是这样，而且在前线的那些雇员不是普通意义上的售后维护或者销售人员，他们负责更多的是推广。"

搭档一脸的诧异："你的意思是说，武器公司在前线把武器卖给敌方？"

他耸了耸肩："不，但会卖给其他势力，例如敌人的敌人。因为在某种意义上讲，敌人的敌人就是朋友。假如某装备的优异表现让一些人感兴趣，想搞到，那么他们不用去黑市，更不用跑到美国，因为武器公司的雇员就在他们身边。而我负责这些雇员的安全。那就是我在战区的工作。"

搭档："不需要美国政府的许可吗？"

他："有些是需要的，而有些不需要……呃……"他停下略微沉吟了几秒钟，"有时候是通过政府渠道。而另一些时候政府需要让双手保持干净，而负责脏手的就是那些武器公司，或者某个掮客。"

搭档："嗯……那么，当公司的高管找你谈完之后你就直接去了？"

他："去之前我们接受了两个月的集训——而提供训练的是专门负责这种事情的另一家公司。"

搭档："是什么样的训练？"

他："超出我想象、强度很大的那种。中间那么两周我差点儿就不干了。"

搭档："看在钱的分儿上，你坚持下来了。"

"是的。"说到这儿他停下话茬，把烟捏在手里愣了会儿神才继续下去，"然后……我去了阿富汗。"

必须承认这句话非常提神。

搭档凝视着他并深深地吸了一口烟："你没想到那个决定就此改变了你的一生吧？"

他点了点头："是的，我没想过。"

搭档："那，你直接接触到战争了吗？"

他依旧点点头。

搭档："战争，是什么样子的？"

这个问题让他皱着眉停了好久才开口："没有人类的语言能形容战争。"

搭档："……你一共在阿富汗待了多久？"

他："前后加起来将近三年。"

搭档："能说说吗？"

他："当然，我就是为这个才来的。"说着他深深地吸了一口气，"刚到那里时我充满了好奇，例如装备。前几周我像个军队的新兵一样随身携带好几种武器——但那并不是必须的，因为我当时所在的公司驻地离战区比较远，没那么乱。等兴奋期过后我开始嫌装备沉，所以开始向那些公司的老雇员学：夹克衫里面套一件防弹背心，别上一把手枪就出门了。有时候枪都扔到车里，随身只带望远镜。之所以必须随身带这个是为了观察情况，有个风吹草动情况不对立刻就跑，这也是老雇员告诉我的。但有那么一阵我希望出现混乱的场面——也许你对此不能理解，是这样，长期以来我所从事的工作都跟武力或者战争多少有点儿关系，所以我非常期待用实战来检验自己。再有，我说过的，战时情况下我的薪水会很高。"他略显尴尬地笑了下，"后来当公司把驻地移到军方营区后，一切全都变了。每天我们出门必须携带武器，因为会面临无法预测的突发事件。"

搭档："很多吗？那种突发情况？"

他："嗯……不算少。"

搭档："说说第一次你遇到的吧。"

他："第一次其实是个误会。那是刚搬到战区军方营地没几天的时候，我正开车拉着同事和翻译去某地见一个买家，是个部族酋长。快出城区有个集市，很大的那种。车刚到集市，前面不远的地方'轰'一声，什么东西炸了，不到几分钟的时间原本热闹的街道一个人都没有了，我立刻把车掉头，油门踩到底没命地跑。结果都快跑回驻地了才得到军方的通知：工兵排爆。"

搭档："没通知的那种？"

他："是的。"

搭档："但是安全的，对吧？那街上的人跑什么？"

他："假如你在战区生活过就知道了，不管前面发生了什么情况，跑肯定是没错的。"

搭档若有所思地点点头。

"那次仅仅是虚惊一场，而真正让我明白这一切有多危险的反而是我并没有参与的另一件事。搬到军方营地大约……"他停下话茬端起杯子喝了口饮料后想了想，"大约……过了一个多月，有天天还没亮我就被密集的枪声吵醒。声音很远，听上去那个距离应该是安全的，但是我却睡不着了。胡乱洗了把脸直接去了健身房，我这个习惯一直保持到现在。在健身房遇到了我的同事，一个带着浓重法语口音的加拿大人。他告诉我军方和一伙武装分子干起来了，离这里七八公里远的地方。我问他是不是遭遇战，他说不是，是武装分子设下的埋伏。他们伪装成一群看上去是趁着天

26

没亮比较凉爽拉着商品去集市的平民。但是当接到线报去执行任务的美军车队路过的时候，那群伪装的武装分子突然就开火了。一瞬间人人都有枪，还有RPG[1]，然后就开打。我问他死没死人，他说目前伤亡情况不明确，但肯定死人了。我又问他怎么知道的，他说他一直在听军方频道。"

搭档："军方的频道能随便听？"

他："不，那家伙例外。他曾经在加拿大部队服役，来过阿富汗——加拿大的部队经常会被混编在美军中参战，这种事情很常见。退下来直接被公司录用又来战区了，所以很多事情他都知道。前面我说过的，他那种身份在各公司之间很抢手。"

搭档："可是，退役了为什么又跑来前线？不觉得危险吗？为了钱？还是喜欢战争？"

他："钱肯定是一方面。但我不相信他会喜欢战争，除了疯子没人喜欢战争，我指的是那种真正的战争。可问题是，只有在战争中，有些人才能找到存在感。假如你有过类似的经历就会明白，很多真正接触过战争的人都会有这种倾向。当初我也不理解这点，后来我明白了，他是对的。"

搭档皱着眉点点头，看上去他似乎不是很理解，但并没就这个问题纠结下去："那个加拿大人服役的时候是什么兵种？"

他："Mat，他叫Mat；他曾经主要负责情报侦察一类的，同时是个狙击手。因为这个，我们很多人都问过他：'嘿，Mat，你那时候到底干掉过多少人？'他从来没正面回答过这个问题，通常都是吐了嘴里的烟或者别的什么东西然后开始骂人：'滚蛋，老子fuck你。'因为我们的关系比较

1　RPG，Rocket Propelled Grenade 的缩写，指便携式榴弹发射器，俗称火箭筒。

好，后来有一次我私下里问他这个问题，他没骂人，掏出烟自己点上又扔给我一根，然后就这么坐着，抽烟。等到一根烟快抽完才嘀咕了一句：'我才不会把去地狱的通行证给你这个猴子看……'我猜他应该杀过不少人。但他人很好，真的非常好……也就是那天早上听了这起袭击事件后我终于明白了这一切不是闹着玩的，开始紧张起来，能不出营区就不出营区。必须出去的话我经常会神经质地刻意观察路上每个当地人并且尝试着去分辨：这个人是不是武装分子，那个人会不会打算要搞自杀袭击。有那么相当长的一段时期内我每天神经都绷得非常紧，差点儿崩溃。因为我很清楚自己没有办法分清谁是打算要我命的人，谁是普通平民。也就是那时候我才意识到这里有多可怕——人通常身处在异乡都会有陌生感和不安感，这很糟糕。但更糟糕的是，如果你非常清楚身边的陌生人当中有人对你抱有强烈的敌意，并且随时打算干掉你呢？也许就在某个瞬间，你还什么都不知道的情况下，'砰'一枪，或者被其他什么武器轰了，然后，你，就永远地留在这里了，甚至连个简陋的葬礼都不会有——因为很可能你会被列到失踪名单——就那么倒在某个地方死掉、被狗吃掉、被虫子吃掉、腐烂掉，你的一切都没了，没人知道，也没人在乎这些，你默默地死在异国他乡。"他突然停下话茬，盯着烟灰缸里的灰烬看了好一会儿后才抬起头望向我们，"那段时间我几乎到了神经衰弱的地步，每天拼命健身，想要更强壮的体格让自己有安全感。睡觉也不睡床上，而是把床垫、毯子都搬到了床下，就睡在床板底下。每次出门前我都有意识地吃膨胀饼干止尿，因为我很清楚人在排泄的时候几乎没有反抗能力——我需要自己时刻保持备战状态。当时我已经不满足于手枪了，我搞来一支霰弹枪，花去半天的时

28

间把枪管弄短，目的是让发射面更大。那东西本身就没膛线[2]，虽然这样一来它变得更没什么准头，但是那个巨大的散射面能带给我安全感，这才是重要的，至少对当时的我来说。那时候我才真正地理解了装备依赖性低的好处。因为在那种情况下制式不重要，重要的是方便、快捷，能够带来足够的安全感。"

搭档："的确，不过好像你有点儿草木皆兵的意思了。"

他微微点头："是的。"

搭档："那，你之所以没崩溃是因为什么？"

他停了几秒钟："是因为一个同事，就是我们要保护的那种雇员。他是个地道的白人。有次他在车里跟我说：'嘿，杨，你没必要那么紧张，该紧张的是我们才对，当然我指的不是职业。你看，你是黄种人，虽然和当地人长得有些差异，但是混在人群中总比我们要隐蔽得多。而我们不包头布几乎都不敢出门，你却可以不在乎这点，你只要不洗脸、不刮脸、让胡子茂盛些，看上去就已经和当地人差距很小了，没我们这么显眼。而我们，妈的！我从没像现在这样厌恶过自己的白皮肤，我巴不得自己长成你那样才好。当然，你明白，我并不是说你长得好看……所以，嘿，放松，你不是他们的目标，我们才是。'我知道那段时间我的紧张大家都看出来了，而且很显然我把他们也搞得很紧张，所以他才会半真半假地跟我说这些希望我放松下来。听他说完我的确放松下来很多。虽然我很清楚他是胡扯，但不知道出于什么心理还是有点儿相信那些鬼话了。于是我还找来翻

2　膛线，枪管内部的螺旋延伸线。其作用在于发射时赋予弹头旋转的能力，使弹头在出膛后仍能保持既定的方向以提高射击精度。

译额外付点钱给他，打算试着学习当地语言——为了能凭借着我的肤色更好地混在人群中。但我并没认真学。"

搭档："为什么？"

他："翻译告诉我几乎每个部族都有自己的方言，所以我也就打消了'精通当地语言'的念头。不过在营区无聊的时候我还是学了一点儿，并且因为这个还被同事称为语言专家。不过，白人通常都认为能书写中文这么复杂文字的人基本已经算是半个语言专家了。"他自嘲地笑了下，再次点上烟，架在烟灰缸边，"一次我开车带一个同事去某个部族领地，结果在山区转了足足三个小时也没看到人烟。当地所谓的路其实只是土路，有些已经被炸得面目全非，很糟。而且有些地区比较危险，很可能有武装分子盘踞，在地图上被标记为高度预警的红色区域。对此我们经常不得不绕很大一段，为了躲开地图上被标记的地方，再加上那些山看上去都一个样子，所以……"

搭档："迷路了？"

他："是的。当我们俩确定迷路后停下车开始检查所有车上的东西。汽油有备用的，省着用再撑几百公里不是问题。食物和水勉强够一天的量，还算好。唯一担心的就是弹药——只有两把手枪和两支步枪，子弹加起来也不过百发，重火力一件也没有。仔细研究了一阵导航系统后我们决定不再听这玩意的指示。"

搭档："为什么？"

他："假如按照 GPS 指示走，我们会直接冲进一个干河谷里。虽然那东西（GPS）告诉我们这里会有一座桥，但实际上没有。或许在侏罗纪时期曾经有过，反正我们没看到。"

搭档："假如你们能给自己定位的话，打个电话就……"

他温和地打断搭档："移动电话没有信号，这辆车上也没卫星电话，这是我的疏忽，因为我忘记了检查新地图上的警示标记，不知道会绕这么多路。我和同事开始商量怎么办，最后我们决定尽可能地往高的地方开，因为那里也许能有点儿手机信号，只要能打通电话我们就得救了。接下来一小时我们都在努力找所谓的高地，可基本是徒劳的，因为地形坡度的原因，你根本上不去。不过却有了其他收获——一辆同样迷路的美军军用悍马，车上有三个紧张到极点的大兵。我们刚出现的时候那个娃娃脸的机枪手差点儿就把半个弹药箱的子弹喷给我们，还好其中一个大兵认出了我们的车，及时把 M-2³ 的射点拉向天空，否则我们就被友军干翻了。交流了一下后我们得知离这里三十多公里应该有个军方的高地哨所，但没人知道在哪个方向。然后我们都怕了。"

搭档："有那么糟吗？"

他："在那种地方迷路相当危险。加拿大人曾经说过的：事情没发生之前什么事情都有可能发生。当时我们几个心理上都很矛盾，我们既希望遇到当地人，又怕遇到当地人。因为我们都不清楚遇到的会是谁，如果是亲武装分子的，我们必死无疑。所以我们又尝试着用所有的通信设备联络了一遍，但没反应。接下来我们决定由大兵的悍马开路，我们跟在后面，向着我们认为对的方向继续开。我们每个人都很紧张，怕撞上最糟的结果。又走了将近两个小时，悍马莫名其妙地停了，因为被挡着，所以根

---

3 M-2，50 毫米口径车载机枪，弹药箱容量 100 发。

本看不到前方发生了什么。但我们俩立刻停车，各自抄起步枪子弹上膛窝在车里等着——没得到指示之前我们就在车里，哪儿也不能去，这是之前和那些大兵说好的。几分钟后前车的一个大兵跑过来了，他问我们俩谁会当地语言，于是我就下去了。在他们车前面不远我见到了一个骑着自行车的当地人……那是个孩子……"他突然停下话茬凝视着桌子上的玻璃杯愣了几秒钟，"……那孩子看上去最多也就十来岁，他骑了一辆很破很大的自行车，似乎是苏联的产物。那个大家伙被手工装上了燃油动力设备，变成一辆摩托车似的东西。它夸张地哆嗦着，还冒着黑烟。搞得我有一阵怀疑它烧的不是汽油而是别的什么，例如汽油混合其他某种东西勾兑成的燃料——这在当地并不奇怪，的确有那种我叫不上名字的自制燃料。那个孩子表情很惊恐。开车的大兵跟我说刚刚这个孩子正在路边撒尿，看到他们后裤子都没系好就沥沥拉拉地跑向自行车，但是由于太紧张骑了几步就摔倒了，然后就现在这样了。他们尝试着交流了几分钟，可那孩子一句英语也不懂，所以谁也不明白对方在说什么，于是跑来问我们。我见到那孩子的时候注意到他裤裆的确是湿的。经过一番搜肠刮肚，我磕磕巴巴地用自己所学的当地语言问那个孩子我们现在在哪儿。可能是我的发音过于古怪，那孩子先是一脸困惑，后来叽里呱啦说了一大串，旁边俩大兵赶紧看我。看到我的表情后他们俩绝望了。"

"你也听不懂？"我问。

他："阿富汗官方语言有两种，达利语和普什图语[4]，但是战乱后大家

4　普什图族是阿富汗最大的部族，而且塔利班大多为普什图族，所以外籍驻阿富汗军事人员学当地语言大多首选普什图语。

都各自说各自的，加上之前官方通用语言又没普及，所以比较混乱。我当时零碎地学了一点儿普什图语，但基本没用过，再加上口音问题所以听不懂。不过因为公司找的翻译是哈扎拉族人，所以我多少也知道些达利语，甚至还用达利语跟翻译交流过。我就抱着试试看的态度措了会儿辞，用达利语又问了一遍。这回那个孩子听懂了，他告诉我们他也不清楚我们要去的地方在哪儿，但往前绕过一座山不是很远的地方就是他们村子，村里的老师懂点儿英语，也许能帮到我们。同时这孩子还警告我们不要往回走，因为那边经常有武装分子活动，听得我一身冷汗。我转身把这事儿告诉大兵，他们也一身冷汗。之后我们几个人商量了下，认为这孩子说得比较可靠……其实我们没的选择，所以就决定让这孩子带我们去。大兵们把那辆哆嗦得几乎要散架的'摩托车'架在悍马上，跟在我们车后面，然后让那孩子上我们车带路。"

搭档："那个孩子有撒谎吗？"

他："没撒谎，他说的都是真的。当村里那个会讲英语的老师出现在我们前面的时候，我们全都松了一口气。"

搭档："看来多掌握几种语言还是有好处的。"

他点点头："所以公司的考核标准中会有语言掌握能力这一项。重要的时刻的确有用。不过，在那种危险的环境里，还有一样更重要。"他抽出一支烟想了想，又放下了，"本能。本能很重要。那几年我遇到过好几次危险，差点儿就完蛋了，都是本能……我更愿意管那个叫特殊能力，是特殊能力救了我。"

搭档快速和我交换了下眼神后扬了扬眉。我知道"佣兵"一定看到了，但是他并没表示出不高兴而是继续说了下去："可能你们认为这很夸张，但我坚信那是我的特殊能力，否则的话我早就死在什么地方，不会还坐在这里跟你们说这些。那个特殊能力其实很直接——每当遇到危险前半分钟左右，我会听到号角声，声音非常大，就像是古代战场上吹的，声音低沉，'呜呜'响的那种，但只有我才能听到。"

搭档："你第一次听到那个'声音'是什么时候？"

他："当时我一个人在车里等公司的弟兄，因为等了很久有点儿犯困，就在我迷迷糊糊快睡着的时候，耳边突然传来那巨大的号角声，我一下就醒了，犹豫了几秒钟后抄起枪就跑到车下去看是怎么回事。虽然当时街上看起来一切都正常，不过突然间我有一种不好的感觉，于是就跑向同事进去的那条胡同，打算问问他什么时候结束。在我即将拐进胡同的时候，不知道哪儿飞来的一颗榴弹把我们的车给轰了。我被气浪掀翻，撞到墙上，又摔在地上。当时我被震昏了大概几分钟——也许是几年，耳朵嗡嗡响，脸上和胳膊上都是血道子，但幸运的是那次袭击就那么一下，而且我只是表皮擦伤，连骨头都没断一根，但假如还在车里的话恐怕……就是这样。晚上回到驻地后，所有人都告诉我：'杨，你太他妈幸运了！'但我清楚是那个号角声救了我，否则我一定会和那辆车一起被炸烂后烤熟。"

搭档若有所思地点点头："我想你应该有过不少死里逃生的经验吧？都是那个号角声救的你吗？有例外吗？"

他："没有。每一次。"

搭档："从没出现过问题吗？"

他："在前线的时候从没出过问题，否则……"

搭档突然打断他："等一下，你是说在前线的时候没有问题，但是回来却……是这样吗？"

他点点头："是的。"

"哦……"搭档抬起头想了想，"关于那个号角声、特殊能力，或者说是你的本能，出问题了？"

他微微皱着眉，看着我们："每次我休假的时候，不管在哪儿，只要是离开战场，只要是处在和平的环境下，那个特殊能力就失灵了。"

搭档："你是说，在和平环境下哪怕即将面临危险，也不会有号角声提醒你了？"

"不，正相反。"他深深地吸了一口气，"那号角声彻夜不息。"

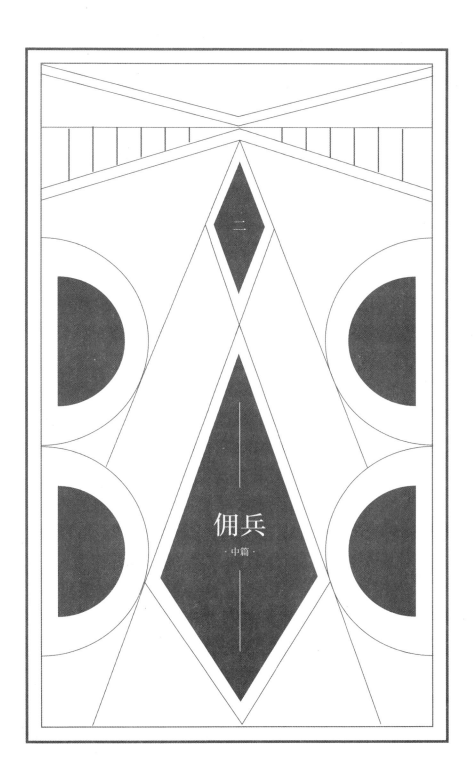

二

佣兵

·中篇·

回来的一路上直到进了诊所的门，搭档都保持着沉默没说过半句话，我能猜得到他的感受——对于今天所听到的这些我们都需要时间消化，所以也就干脆各自无声地回味着。

进了书房后我把包放在桌上看着他，此时他正抱着肩靠在窗边也看着我。

我："你想说点儿什么吗？"

搭档意犹未尽般地叹了口气。

我："怎么？"

搭档："我一直都以为战争意味着血腥、敌人、仇恨、死亡、痛苦，等等，等等，很多很多，实际上我错了，真的身处在战场感受到最强烈的是：压力。那种压力有别于我们生活中所接触的一切，它不仅仅是面临死亡那么简单。我想我现在明白他所说的了。"

我："战争本身？"

搭档："对。"

我点点头，等着他继续说下去。

搭档："虽然今天他没说一次关于正面交火或者面对敌人的事儿，但我依旧能感受到那种挥之不去的压力，也因此我突然有一种不好的预感。"

我："你想说我们这些没有体会过的人无法帮助他释放掉那种压力？"

搭档："是的，我猜没人能有这个本事。因为每一个亲临战争的人，都受到了战争所带来的群体伤害，并且那种气氛形成一种巨大的、阴霾般的气场，那气场反过来又再次加重了每个人的心理负担，你懂我的意思吗？它是一个恶性循环。所以就这个问题，我相信也不是一个人或者几个人能解决的。"

我："嗯……那么，怎么解释？那整夜不息的号角声？"

搭档："依旧是压力，经历过战争的人即便离开战场，那种阴霾般的压力一样存在。当他说到那号角声彻夜不息的时候我起了一身鸡皮疙瘩。虽然可能这是他来找我们的原因，但我认为他自己也知道这不是问题点，这只是浮在水面上的冰山一角罢了，而本质实际上远远比那个号角声要复杂得多。所以说那不是真正的重点，重点在于为什么会这样……对了，我看你今儿一直绷着没抽烟，现在要吗？"说着他转身打开了窗子。

我笑了笑，抽出一支烟点上后问他："你留意到他抽烟的习惯了吗？"

搭档的反应让我很吃惊——他看起来似乎是没明白我在说什么，而是愣愣地望着我——这种几乎是摆在明面上的细节很少见，他居然无视。

我耐心地提示："他几乎是不停地在点烟，但是很少去吸。我认为那是他在克制。"

搭档反应过来了："哦，对！是的，你说得没错，那是对情绪的克制延伸到行为了。Sorry，我已经被他带走了，脑子还没回过神来。"

我："被催眠了？"

搭档笑了笑："算是吧。这个案例，太难得了，当他说去过前线战区的时候，我几乎激动得尿裤子。"

我："你也遇见迷路的大兵了？"

搭档看上去依旧有些恍惚："我遇见迷路的……别的什么东西了……"

我："……好吧，我们要不要现在整理一下？否则明天会跟不上。"

他回过神来："OK。让我想想，先从他最初的身份开始分析：从事特警的时候他应该是处在相对单调封闭的环境对吧？而且也没听他提过有恋人或者婚姻以及男女之间的情感问题，所以我猜他没有或许很少有这方面的情感。"

我："嗯，一个字都没提过，他几乎身处在一个完全是男人的世界……不过这样的话，会不会性取向……"

搭档："这种问题明天直接问就好了，我觉得他对此不大可能隐瞒。不过我记得他说过和那个怂恿他去武器公司的商人聊过女人话题。而且就他的性格来看，我觉得他还是异性恋取向。"

我："他有说过吗？"

搭档："没有，今天他形体上的很多细节问题我没注意，但是内容我差不多记得全部，不会错的。"

我："好吧……"

搭档："假如我们的推测没错，那么明天要重点问一下这部分，因为通常情况下这类情感——我指男女之间的情感——是释放压力或者带来压力的根源。也许性释放对他有着难以估量的奇效也说不定，当然这点我不确定，因为他比较特殊。我这里所说的性释放不仅仅是针对性行为本身，而是所有与异性的接触。"

我："嗯，我明白。"

搭档："还有一个点是家人，他也从未提过。父母？兄弟？姐妹？一个字都没提过，对吧？"

我："会不会是他的家庭有问题才造成他对此绝口不提的？我们都见过不少这种案例。"

搭档："这个我想过，我认为他例外。"

我："确定吗？"

搭档并没回答我："其实明天可以直接问，我说了他比较特殊，所以很多惯例可以打破。"

我："好，那这样，假如我觉得你又被他带着走了，那么我来问或者我提示你问？"

搭档笑了："我尽量从客观角度不被带走。"

我："还有吗？"

搭档："有，两点。一个是那家武器公司理论上应该有心理辅导，可是看上去他完全没有经过任何心理创伤的健复。还有一个更重要的，这也是我最开始就跟你提过的。"

我仔细回忆了一下后问道："你指杀人？"

搭档："对，是否杀过人也很重要。迄今为止我们从没面对过这种类型的问题——我是说那种合法的杀人……呃……我觉得用这个词似乎不大恰当，该怎么讲？"

我："不承担罪责……"

搭档："对对。虽然不用承担罪责，但是心理上的阴影肯定有，因为毕竟他也是在秩序环境中长大的。但那个阴影到底有多大，现在不好说。"

我："嗯，我记下来了。还有吗？"

搭档仰头看了会儿天花板："就这些吧，其实已经够多了……"

我把烟掐灭："那就各自回去休息吧，明天还一整天呢。"

"嗯……"搭档停了一会儿自言自语般嘀咕了一句，"我可能会睡不好……"

我点点头："我也是。"

第二天。

当我和搭档到达酒店一层咖啡厅的时候，远远就看到"佣兵"已经坐在那里等我们了。他的表情、神态，甚至位置和坐姿看起来都跟昨天一样，假如不是换了件衬衫我几乎认为他一直就坐在那里，从未离开过。

我们快步走过去打招呼，落座的同时我留意到在他面前摆着一杯和昨天同样的饮料，还架着支烧了一半的香烟。

"早来了？"搭档边拉开椅子坐下边问。

"是的。"看起来他依旧是那副平和、镇定、精力充沛的样子。

“今天我能多问点儿吗？”搭档把饮料单上的某种饮料指给服务生看，然后递给我。

他：“好。”

搭档：“你们休假很多吗？”

他：“一年三次，每次将近 30 天。”

搭档：“休假期间你会去哪儿？北美还是国内？或者别的什么地方？”

他：“基本是北美，国内我只回来过一次。”

搭档：“不回来看望父母吗？”

他：“我把父母接过去了，在洛杉矶。”

搭档：“原来是这样……他们不知道你所从事的职业吧？”

他：“我没具体说过，只是简单地告诉他们我在一家公司做海外安全顾问。嗯……我的家乡是一个很小的城市，父母都是那种很土很老实的人，我不想让他们知道这个世界上有很多他们无法理解的东西，对于他们来说，这个世界越简单越好。我尽力保持着他们的这种简单。”

搭档点点头：“理解。你还有其他家人吗？”

他：“一个姐姐，一个弟弟。都在国内。”

搭档：“他们更像你还是更像你父母？我指对这个世界的态度。”

他：“我姐很像我父母，最大的愿望就是平静地生活，在她看来自己的两个孩子就是整个世界。我弟……相对激进一些，眼下生活在国内沿海一座大城市。他有很多追求，无论是对金钱还是女人，所以他现在还单身。”说到这儿他笑了笑。

搭档：“那……你在国内还有朋友吗？”

他："有，不过我正是因此才很少回来。"他皱着眉稍稍顿了几秒钟，"上次回来前，我通过电话对一个从小长大的朋友说起过现在所从事的职业，很快那些曾经跟我关系比较好的朋友就都知道了。当我回去的时候，迎接我的是一个有着丰盛大餐的聚会，那顿饭非常奢华，战区就不提了，甚至和北美、我所生活的环境比起来依旧能算得上是一场狂欢。整个晚上，焦点大多都在我身上。我们聊了很多。最开始聊的是小时候、女人、钱、美国，和世界其他什么地方。接下来聊到武器装备、战争、战场，还有与此相关的那些。让我惊讶的是有几个朋友聊到装备甚至比我还熟悉，我想他们就是所谓的军事迷。但我没忍心告诉他们在前线制式并没那么重要，而且战争不是他们想象中那样。之后问题转到并且一直停留在政治和战争动机上。这个话题让他们分成两派在饭桌上开始争论，非常激烈，面红耳赤。一拨人指责我是战争帮凶，而另一拨人拼命袒护我，差点儿打起来。我猜他们都喝醉了。开始的几分钟我很委屈，因为战争不是我发动的，我也制止不了武器在战场上的泛滥。但后来我明白了，指责我的不是真的在指责我，袒护我的也不是真的在袒护我，这场小范围的冲突其实与我无关。他们没接触过战争，也没想过要去接触，只是我给他们带来了这个新鲜的话题罢了，或者我本身就是这个新鲜话题。我默默地听着他们争吵，埋头吃了很多菜，并且趁着他们不注意把账结了，否则在结账问题上我猜又会引起一场战争，我不喜欢这样。争论到后来，除了我所有人都哭了。我不大明白他们哭什么，我猜也许是大家太久没见面了或者别的什么原因。从那之后我就再也没回去过。再后来我挨个打电话给他们，恳求他们别把我的职业告诉我家人。现在看起来他们的确替我保守着这个秘密。"

搭档："是不是你觉得在他们当中没有那种认同感了？"

他："我没想过这个问题，我只是不想再看到因为我引起的任何争吵。我能预见到，假如还有下一次聚会的话，依旧会这样。"

搭档："你有没有想过帮他们某个人也进入到你这行？这样你就会有共同语言的朋友了。"

他诧异地看着搭档："任何一个真的面对过（战争）的人都不会这么做。"

"嗯……"搭档点点头，"你是对的……我想问你个私人问题：你是单身？还是有女朋友？或者有稳定关系的异性……你是异性恋倾向吧？"

他笑了笑，点上一根烟捏在手里："我不会选择男人……而女人……现在没有，原本有过。她在领事馆工作，我们交往过一阵，后来因为不在一起就越来越淡，直到断了联系，从那之后就再也没有了。"

搭档："你……那方面的需求……没有吗？"

他："有，怎么可能没有。记得上次回来的时候，在酒吧看到两个姑娘，很年轻很漂亮。我看她们，她们也看我，我很想过去搭讪，可以的话就跟她们上床，甚至同时和她们两个一起睡，但最后我还是走开了，什么也没做。因为我不知道睡完接下来怎么办，和她们聊武器吗？或者战争？也许她们会感兴趣，但迟早会不再感兴趣，包括对我。可是除此之外我都不熟悉，例如当下流行什么或者大家都对什么感兴趣，这方面我很土，完全不了解，所以，所以……"

搭档："是不是你很久没有碰过女人了？我这么问你不介意吧？"

他："没你想的那么久。"他放下烟挠了挠头，"妓女算是个古老的职业了。当然也有其他的。有几次在前线接触过跑来采访的女记者……呃，或许是其他什么机构的调查员一类的，也许是独立调查员……呃……或者是想描写战争的作家，女作家。我也搞不清跑到前线的那些人到底都是什么身份，反正他们其中一些会想办法采访你或者打算跟你聊聊……在那里，战区，你会遇到各种各样的人，带着各种各样的目的，非常复杂。本来是普通采访，一看到对方是女人，大家就开始纷纷吹牛，吹嘘自己各种经历和别人的各种经历，当然，主角一律换成自己。天花乱坠，我也不例外。而那些没经历过战争、没在战区待过的女人大多头脑一热，然后就睡了……有些时候还需要点儿酒。这并不代表那些女人有多放荡，而是，你知道的，在那种地方，人的很多想法都被颠覆了，甚至包括性格，所以人也就会有很大的改变。"

搭档："然后呢？睡完没有然后吗？"

他："然后？没有然后。那些女人回到正常的世界只会把那一夜，也许是几夜当作一种经历。我们也一样。毕竟我们来自正常的世界，所以偶尔睡个把正常世界的女人也算是一种回归。至于今后，谁都清楚那不现实，没有姑娘会傻到那个程度。因为，毕竟，我，在这里，在地狱的边缘。而她们，在另一个空间，相差不止一个星系那么远，所以，大家都很明白。那一夜她们要的是幻想，而我，要的是回到现实。"

搭档点点头："很深刻……那么，你婚姻的问题你父母不会过问吗？"

他："有时候打电话会，我总是想办法胡扯点儿什么把这事儿带过去。"

搭档："你不和他们住在一起？"

他："大多数假期我都在华盛顿，有时会去看他们，但不多。因为他们通常会问很多关于我的个人问题或者别的我不打算让他们知道的。"

搭档："那你把老两口留在洛杉矶生活，他们会不会……"

他："他们住的那区有很多情况差不多的中国人，甚至还能约到人一起去公园打太极拳。"

搭档："嗯，那还好……你有结婚的打算吗？"

他："这件事我也不知道，也许有那么一点点愿望，但想起来又不知所措。"

搭档："为什么会不知所措？指面对女人还是情感？"

他："不，我指的是面对婚后的生活。我不知道该怎么去处理生活中的那些问题，就好像我从来没在正常的世界生活过一样，对我来说一切都是陌生的，我指日常生活的那些。每次在超市，也许是其他什么商店，我会纠结于几乎所有日用品。看着货架上每一类商品都有十几种、几十种甚至上百种我会茫然，我不知道该去怎么选择。因为在前线一切都是配置好的，这个打开是豆子，那个打开是蔬菜汤，下个是袜子味道的鸡肉……也许不是那么好吃，但你知道这时候味道不重要，重要的是它能带给你必要的蛋白质、脂肪、碳水化合物、热量，让你吃饱，这就够了。更关键的是你不必考虑太多，因为它已经在你面前了，不需要去费神做选择。但在和平的环境下，比方说巧克力，在战区我经常会啃一种大块的巧克力，它被设计得很不容易融化，你可以把它装在身上在太阳底下跑个几小时都没问题。但是回去后，超市里大部分巧克力很快就会烂成一坨，没法带着它们跑步，因为最后跑完当我需要补充热量的时候发现我只能喝它们了。可是，我做不到从那一整个货架的巧克力中找到我想要的，那些纷乱的色彩会让我不安，头晕眼花……更多生活中的细节都是这样，我束手无策，不会处理，也不会选择，所以就算是休假回去了，我也只好保持着在前线的习惯。"

搭档："简单的？"

他："是的，简单的，越简单越好。我住的地方基本没什么家具，一个用来放衣服的旅行箱，一张简易床，一些厨房电器，一部笔记本电脑。TV被一块布盖住后永远开着，剩下的都是健身器材。对了，还有一些色情杂志。就这么多了，能处理的就这么多，再多我会不知所措。"

搭档："你似乎无法重新融入正常的生活……那么，公司不提供心理恢复方面的帮助吗？"

他："你指心理医生？提供，我见过他们其中几个，白人，或者出生在北美的黄种人。他们总是说：'你要放松，你要慢慢放松自己。你要尝试着去接触异性，参加聚会，去教堂，等到你有了孩子之后你就 OK，blablabla……'他们教给我的方法没什么用，我试过。而且那些方法对我来说真的难以理解。也许那对纯粹的美国人很有效，因为他们很单纯，比我要单纯，他们相信超人，相信神奇女郎，相信自己能从邪恶的坏人手中拯救世界，可我不信。因为我不是生长在这个环境中，我没办法融入他们的聚会或者教堂，也没办法从旅行中得到缓解，更别提和某个女人去什么地方野餐了。我曾经努力想去试试看，可越是这样，我就越是清醒地认识到，这里，北美，不是我的家，虽然我把父母安顿在这里了，但我对这里的适应甚至不如他们。我也不愿回国来，因为那些曾经的朋友已经不认同我了，对他们来说我是一个价值观甚至整个生命都和他们不同的异类……这样到最后的结果就是我发现自己陷入了一个比较糟糕的状态：没地方可以去，而剩下来的选择似乎只有一个地方了。我昨天说过，终于有一天我理解了加拿大人为什么选择回到战场，就是这样。于是我又再次回到前线，战区，阿富汗，还有后来的伊拉克，一次，又一次。我的合约续签，再续签，几年后我已经成了公司的资深雇员，甚至已经开始有其他公司来挖墙脚，他们许诺的薪酬更高，可是我已经不知道该用钱去做些什么，因为我原本所期待的大多现在我认为不再需要了。我只好把钱给我的父母及其他家人，然后尽量简单地生活，这样我才不会混乱，不会头疼。但每当号角声吵到我无法入眠的时候，我就回到战区去，在那里我会睡得很好。当然，也许会被不知道从哪儿传来的枪声或者爆炸声吵醒，但我可以分辨出是安全的或者不安全的。安全的我就继续睡，不安全的我也知道该怎么应对，我会处理这些，远远胜于我去面对超市那庞大的货架和几百万种商品。也就是这时候我才明白，我其实只需要那么一点点就可以了，但似乎知道得太晚了。因为我发现自己已经成了一件只能生活在战场上，并且从那里找到存在感的东西，例如：武器。1911？MK？HK？M-14、M-16？[1]甚至RPG？反正除了那里之外，我再无他用。"

突然之间我们都沉默了。

"那……"等了一会儿后，我决定打破这种无声状态，"你亲身经历过战争吗？我是指战斗。"

他："在阿富汗……四次？不，更多。正面冲突大约五次吧，我都记

---

1 1911、MK、HK，指三种手枪型号，M-14、M-16，为步枪型号，美军常见标配。

得。在伊拉克不止这个数。很多时候仅仅是遇到袭击了，并没打起来。"

我："不还击吗？"

他："我说过，首先，我们并非军方的战斗单位，绝大多数情况下优先考虑的是避免战斗，只有那种无法避免的、不干一仗无法脱身才会开打。再有，很多时候，我是说袭击，你都不知道子弹是从什么方向打来的。平白无故就那么一枪或者满满一个弹夹扫过来，打在你附近甚至擦过耳边。当你趴下、找好掩蔽你会发现在视野之内看不到任何人，即便趴上几个小时也一样。似乎那些偷袭你的武装分子打完后直接融化在空气里。有时候会更糟糕——假如对方是狙击手，那么很可能连枪声都听不到，直接身边的一个箱子或者沙土就'砰'的一声碎掉或飞散开，或者某个人'砰'地一下就支离破碎地倒在你身边，而你却不知道该向谁发泄愤怒。不过这种情况极少，更常见的还是前一种。"

我："还记得你第一次正面交火是什么情况下吗？"

"那一次来得非常突然。"他叹了口气，眼神中透露出一丝无奈，"最初我们跟在一队换防美军车队后面，他们和我们要去的方向一致。当时在山区已经大概走了两个小时，快中午的时候，前面突然'轰'地一下，什么东西爆炸，声音不像是地雷，接着就是密集的枪声，听起来是在还击。因为前面的车队是美军，并且火力不弱，加上我们跟得又不紧，所以没逃，只是把车停在后面很远观察了下地形。那地段是个并不宽阔的狭长地带，道路两侧的山体是缓坡，植被也藏不住人，对方包围或者迂回到侧翼的可能性极低，我们就都很镇定。我说过，这种偷袭很常见，顺利的话一般来说加上安全确认也就半小时结束，最多一个小时，没必要过度紧张。那次是加拿大人开车，我在副驾，之外还有两个公司的雇员，其中一个新来的抓着枪缩在后座，脸色看上去像个涂了粉的日本歌舞伎。我们三个看到他紧张得忘记打开枪保险也就懒得理他，一人点上一支烟开始聊女人。加拿大人回味自己上过的某个女人有多风骚……呃，他离过两次婚。而那个老雇员吹自己睡过一百多个女人，我负责揭穿他们。突然加拿大人'fuck!'了一句，然后一脚油门把车斜着冲向路边。因为太突然我没反应过来，连烟带手指都被惯性塞进了嘴里，后面两个伙计也差不多。车停下后还没等我骂，加拿大人已经抄起门边的步枪冲下去了。我知道出事儿了，挤到后座拉开一条门缝把两个雇员都塞了出去，之后抱着枪也滚下了车……呃，因为那辆车并不防弹，假如还在车里躲着反而容易成为目标被打成漏勺；加拿大人把车的位置停得很好，在一个凹地，无论在路前面或者后面都无法直接看到我们。出来后我看到加拿大人正趴在坑边向着我们来的方向张望，我爬过去问怎么了。他又'fuck'了句然后告诉我后面有武装分子。我还没来得及细问，对方子弹就轰过来了。印象中，那是我第一次成为射击目标，所以脑子有点儿乱。加拿大人举起枪连头也不抬地回敬了满满一个弹夹。我知道他这是在示威，告诉对方不要轻举妄动，我们也有武器。打完他头也不回地吼：'弹药！fuck！弹药！'我先把自己的弹夹卸下来递给他，然后爬回车里把弹药都拖了出来。加拿大人蜷着身体看了看我们谁也没受伤后又冲我吼：'fuck！步话机！fuck！要是他们冲过去那些大兵就被夹击了！'然后又是一串脏话……那次就是这么打起来的。"

搭档点点头："你们交火了多久？"

他："二十分钟？或许多一点儿，当时我对时间概念已经不是很清晰了。"

搭档："那次，你……有击中谁吗？"

他笑着摇摇头："说起来那也是我第一次以人为目标真枪实弹地射击，并且对方还会还击。这种情况完全不同于训练或者电子游戏以及打BB弹的战争游戏。因为，首先，那是游戏，你的伤亡只是一种假设，而不是真的。你可以按下一个键或者等下一轮就可以再次复活并且吸取上次的经验。但真实战争不同，你没有重来的机会，甚至很多时候你都没有去判断的机会，唯一可以依靠的是长期训练出的本能反应。刚开始的时候，你会认为自己所学到的没什么用——当然那是错觉，因为混乱会让你大脑也混乱，你会丧失掉很多正确的决策，而那决策正是你曾经学习来的大量经验所带来的，所以能否冷静下来才是重要的问题。比方说你的理智被那些混乱的枪声带走了，那么很可能接下来小命就被某颗子弹带走了，而且没有第二次机会，更别提干掉对方。我记得在公司的一项统计中看到过一个数据，近二十年内美军参与的战争中，平均每两万发子弹才能干掉一个敌对战斗人员。听起来很不真实对吧？可这是真的。大多数情况下子弹都用于火力压制而不是直接命中。至于那次冲突我轰出去三四个弹夹，没有一发是经过瞄准的，只是找到大致方向后，'砰砰砰砰'，打完。"

搭档："冲突怎么结束的？"

他："接到我们通告后，前面军方几辆车带着重火力掉头回来了，M-2加上其他一些什么一通喷，后面的武装分子就撤了。他们跑的时候我抬头看了一眼，是一辆皮卡。接下来部队开始临时布防，找高地找更多隐蔽，呼叫空中火力支援。折腾几小时摆足了架势，但再也没有什么敌人来。于是，撤防，继续走。"

搭档："就这么结束了？"

他："就这么结束了，游击军和正规军就是这么打的。"

搭档："死人了吗？"

他："美军没有，伤了两个，临时包扎后等车队开到开阔一些的地方被直升机弄走了。"

搭档："武装分子呢？"

他："死了几个。安全后我们通过的时候，我看到路边有辆车在烧。"

这时搭档突然转了话题："你杀过人吗？"

他愣了一下，盯着搭档看了好久才开口："你认为呢？"

搭档："我认为你有。"

那一瞬间，我从"佣兵"的眼神里看出一丝别的什么东西，非常复杂，很强烈但又难以猜测。

搭档："没错吧？"

他缓缓地点点头。

搭档："几次？或者说，几个？"

他恢复了平静："我不会给你出示我前往地狱的通行证的。"

我记得这句话是加拿大人对他说的。

搭档："是武装分子还是误伤的平民？"

他："没有一个是平民。"

搭档点点头并快速地扫了我一眼。我也听懂了，这个答复也就是明确了他在战争中杀过不止一个人。

搭档："是在被迫还击的情况下还是……"

他摇摇头打断搭档："只可能是被迫交火还击的时候。因为即便是军方也不被允许胡乱射击，除非得到自由射击的命令。更何况我们是被定义为非战斗人员的公司雇员。"

搭档："这种情况下需要承担什么吗？"

他："如果是武装分子就不需要，假如是平民那后果会很糟。"

搭档："我曾经看过一些报道，说美军在阿富汗还有伊拉克射杀平民，是真的吗？"

他想了想："这种事情我不能准确告诉你是对的还是胡编的，因为我说过，很多时候你无法分辨哪些是平民，哪些是武装分子。通常武装分子和平民的区别就是是否持有武器，这也是唯一的标识。没有军装，没有狗牌[2]，没有其他更多。所以一个看起来是平民的当地人很可能在下一秒端起不知从哪儿弄来的 AK[3] 就把你轰了。我是说，这种事情很难讲到底是怎样。也许报道说的是对的，也许是错的，或者是误会。但你要问我的话，我只能告诉你：不知道。"

搭档："之后是什么感觉？"

他："什么之后？"

搭档："有过杀人的经历后。"

他无声地深吸了一口气，目光看着我们身后或者更远的地方："最

2　狗牌，军用身份识别牌。是由金属薄板冲压上持有人姓名、编号等制成。因为挂在脖子上，被美军士兵们戏称为 Dog Tag（狗牌）。

3　AK，指 AK-47，半自动步枪。是由苏联枪械设计师米哈伊尔·季莫费耶维奇·卡拉什尼科夫 1947 年设计的自动步枪。AK 是 **Автомат Калашникова** 的缩写，47 是设计年份的后两位数字。

初……是诧异，也许是别的，我说不好那是什么……总觉得这一切不是真实的，有时候甚至会梦到那不是自己造成的。然后……然后我发觉越是在和平的环境中，越是有一种不真实的感觉。记得一次休假我去了纽约，那天是在公园，阳光很好，很温暖，我看着草地上年轻的女孩在晒太阳，小孩子们在玩，还有很多情侣、老人散步，另外有一些人挂着耳机跑步……这一切都是真实的，而且都是安全的，没有任何问题。按理说我应该感受到的是舒适，但我发现似乎有点儿不对劲儿。我停下，看了好一阵，明白了。因为眼前的这些就像是我在看一张照片、一幅画、一个电影画面，我和他们之间有一层看不到但是无法破坏掉的屏障，把我和这一切分割成两个空间，不在一个场景内。虽然我很清楚假如愿意我可以走过去触摸到他们，可那种'我不存在于此'的感受非常强烈……越是平静安宁的环境中越是强烈。那是一种……我没办法说清，但愿你能明白，我已经在尽力解释这件事了。"

搭档："这种感觉常有吗？"

他："每一天。"

我们又都再次沉默了很久。

搭档回过神来后问："是孤独感吗？"

他认真想了一会儿："大概吧……"

搭档："所以，这种让你无法融入的感受，反过来又让你保持着一种独处的生活，甚至在情感上，是这样吗？"

他又想了想："大概吧。"

搭档："我记得一句话：能够独处的，不是神明就是野兽。"

他尴尬地笑了笑："显然我是后一种。"

搭档："那么，你的那些同事，公司的其他雇员也会这样吗？"

他："我猜可能是吧，这一点我没办法确定。"

搭档："没问过？"

他："我们之间从不交流这些。记得在伊拉克绿区[4]的酒吧我曾经见过两个看起来二十出头的大兵说到关于杀人的问题。其中一个指责另一个是凶手，最后两人打起来了。那场面很壮观——两个吨位很大的大块头打在一起，几乎没人能拉开。之后两个人都哭了，最初指责的那个家伙不停地向另一个道歉，用拳头捶自己的头，而另一个看上去似乎已经崩溃了，号啕大哭。我们就默默地看着，谁也帮不上什么……所以……在这种事情上不会有什么交流。我知道一些和我一样的雇员回到北美后，虽然也有自己的家庭生活，虽然看起来也还好，但他们只是装作还好。只有重新回到战区他们才会松一口气，仿佛自己原本就属于那里，我也是这样。只有在那里才能放松下来……虽然离死亡很近……我说不清这到底是为什么。"

搭档："你说过你已经成为了一件武器，所以只有在那里才会有存在感。"

他若有所思地看着桌脚又重复了那句话："大概吧。"

搭档："那么，毕竟你在去战场前也有过普通人的生活，现在你怎么看待原来的时候呢？"

---

4 绿区，指联军攻下伊拉克首都巴格达后，在位于市中心原总统府（共和国宫）附近建立的一块占地面积数平方公里戒备森严的安全区。同巴格达其他地区时有发生的袭击和爆炸事件比较起来，"绿区"内相对要安全得多。

他："我想过这个问题……就像是在做梦一样，像是回忆梦境的感觉，一模一样。"

搭档："反而不真实？"

他默默地点点头。

搭档："你想过什么时候结束这一切吗？"

他愣了几秒钟："没有，我不知道，也许我会死在那里……大概……"

搭档："你身边有同事死在阿富汗或者伊拉克吗？"

他："有。"

搭档："很多吗？"

他："不多，毕竟我们不是士兵，所以伤亡率不高。"

搭档："那个加拿大人后来怎么样了？"

他："那个浑蛋升职了，偶尔会来战区待上几天，平时都窝在北美某个办公室里，最初一年他看上去不是很好，我听说他曾经在酒吧喝醉后跟人干过几仗，具体为什么没说过，然后他花了大约 8 个月戒酒，现在胖得像头猪。"

搭档笑了："听得出你们关系很好。在战区的时候，你还有其他很好的朋友吗？例如当地人？"

他突然停住所有动作，胳膊搭在桌子上，静静地坐在那里看着脚下的地面。

搭档和我对视了一眼。

等了一会儿后搭档打破沉默："是你提到过的那个翻译吗？"

"翻译？"他抬起头看着我们愣了一会儿，"不，不是。还记得我说过的那个孩子吗？那个骑着改装自行车，吓得尿裤子的孩子。"

搭档："记得。"

他："他从我这里学会一个英文单词。"

搭档："哪个？"

他："friend（朋友）。"

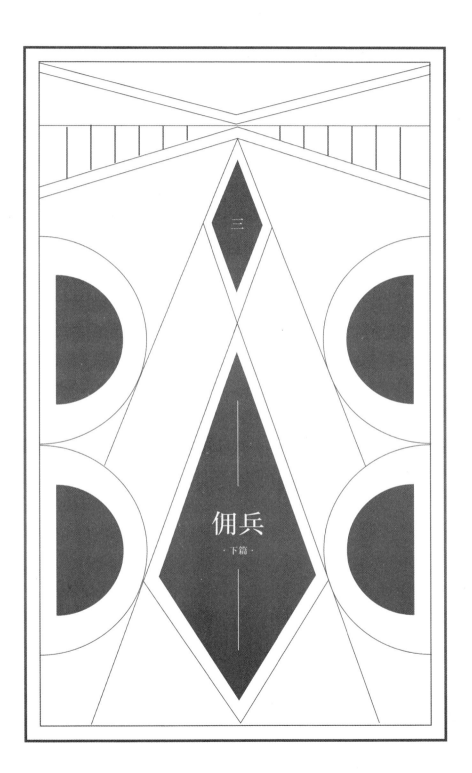

三

佣兵
·下篇·

看着他走向洗手间方向的背影，我回过头问搭档："你为什么不乘胜追击，而是提议吃晚饭？好不容易说到这儿了。"

搭档："我仔细考虑过，我认为假如不让他情绪稳定下来，很可能他会闭口不谈或者绕开这个话题。你没看出他情绪突然变得不稳定了吗？"

我："是有点儿，但……"

搭档："从昨天到今天他虽然烧了差不多一盒烟，但总共也没吸几口，就证明他其实还在克制——克制着自己的情绪。而且他说过与家人和曾经国内朋友的关系，并且确定个人感情的部分后，我就知道他很可能是在某种情感方面出了问题。"

我："你是想说情感转移吧？"

搭档："是这个。人不是机械装置，不可能没有任何情感，既然正常的情感被迫封闭，那么必定会转移到其他地方，否则他性格会有明显的扭曲。你能看到那种明显的扭曲吗？没有，对不对，那就证明还是有某个不被人知的宣泄口，不过，我猜这个宣泄口可能也是临时的，这才是最糟糕的。"

我："难道你打算长期……"

搭档："长期跟踪？我们都清楚这不可能实现，所以我觉得他的自我情感压制和抑郁是我们无法排除的。"

我："抑郁？有抑郁部分吗？"

搭档："他的确有，我没说错。你不觉得他并不在乎自己将来会怎样吗？不单是情感，还有更多，甚至包括生命，对一切他都充满了绝望。最开始的时候我隐隐就有这么一种感觉，但是太飘忽不定了，我不能确认，所以花了这么多时间，了解到足够多后，直到现在才把这个问题揪出来。"

我："那，等饭后除了那个孩子以外，还有别的重点吗？"

搭档认真想了一会儿："我觉得那个孩子是唯一的重点，从一开始就是。而且我突然有一种预感，假设我们能够做些什么，那也应该是带有拐点性质的……嗯，我不清楚该怎么说，你应该明白我说的是什么。"

我："你是想说转折性质的吧？"

"对对，就是这个意思。但我没把握能做到，因为他太强大了，他所经历过的远远超出了我们的预计，而且接触时间又这么短，加上对他情感问题的根源认知不足……"说到这儿，搭档轻叹了口气，"所以我说，假如我们能扭转些什么，制造出那个拐点的话……但就怕我们无能为力。"

我："发现晚了？"

搭档："这是没办法的事情，他最近十年的经历和环境太过复杂，没人能快速捕捉到核心。虽然他是单纯的，但是在他的单纯之下也有复杂的一面，毕竟他所处的环境很特殊……在我看来他就像是一个放大镜，把战争原本被我们忽视掉的那些一点一点地放大，并展示在我们面前，每个细节。通过他我明白了战争真相并非我们想象中那样——没有正义和邪恶，没有所谓的胜利和失败，一丁点儿都没有，只有阴霾和残酷。如果不是亲身经历过就无法真正明白这些。所以那些生活在和平环境下，却对战争充满向往并跃跃欲试的人都是叶公好龙。"

我："嗯，那么……"此时搭档对我使了个眼色，我知道他从洗手间回来了，于是停住了话茬。

饭后搭档果然没直接切到我们最想问的那个话题，而是小心翼翼地绕开核心兜着圈子问了许多别的。当"佣兵"点燃第三支烟的时候，搭档意味深长地看了我一眼后，转过头问他："现在能说说你的那个朋友了吗？那个孩子。"

他似乎早有准备，平静地点点头。

搭档："你们接触过很多次？"

他："非常多。"

搭档："我记得你说过他住的地方在很远的山区，对吧？"

他："对，所以那个村子也平静一些，相对远离战火。"

搭档："你经常去吗？"

他："最初经常去。"

搭档停了停，放慢语速："他，有什么不一样吗？和其他当地孩子相比。"

他："嗯……那个男孩不像是营区附近的孩子——我是指城里的孩子——军方营区大多在城市周围。那些孩子很早熟，也很滑头——当然不是那种让人感到讨厌的，而是被生活所迫的生存需要。他们还很小就会跟你做生意，有时候用一些奇怪的东西跟你换香烟、食物、日用品，或者当地少有的电子设备。他们非常精明，经常装作傻乎乎什么都不懂的样子。曾经有一个小女孩，我猜大概也就八九岁——在那里，出于营养不良或者早熟，通常你看不出一些孩子的具体年龄。她就用一些子弹还有破片手雷从我这里换走不少东西——那些子弹和手雷就是我刚提到的'奇怪的东西'。她会带来那些玩意儿并且装作很困惑的样子找到我，然后用蹩脚的英文问这是什么，是否值钱。"说着他忍不住笑了一下，"那当然很值钱，我不是开玩笑，是真的，因为那些东西很可能就会要了谁的命。"

搭档也笑着点点头。

他："所以遇到这种情况只要时间允许我就蹲下来认真地和她谈这笔大生意。有时候是几包香烟加上几美元，有时候是一个音乐播放器，或者是一块手表。除了武器和望远镜，通常我会把身上带的一切都当作货币来提议，以换取那些手雷或者子弹，有时候甚至能换到一整个 AK 弹夹。后来营区一个外号叫皮条客的黑人也加入了我的行列，并且请求我每当小女孩来营区门口的时候告诉他，然后他会带来一些巧克力或者其他食物来跟那个孩子谈生意。我还记得有次一个路过的伙计蹲在旁边看了一会儿，问老黑要不要把这个女孩控制住，因为那些弹药很可能是她的亲戚们的，而她的那些亲戚也许是武装分子。老黑一脚把他踹倒，破口大骂：'滚，很可能这些是她冒着生命危险从武装分子那里偷来的！她这是在救我们的命，你个浑蛋！'说完哭了，把身上的能给的一切都给了那个女孩。"

搭档："这个小女孩后来呢？"

他："后来有差不多一个月我没见过她，问了其他孩子，听说是被亲戚带着去了边境，也许已经逃离了战火吧。"

搭档："嗯……那，给你们带路的男孩呢？不跟你谈生意吗？"

他："他是山区长大的孩子，不像城市里的孩子那样滑头。不懂，也不会。他喜欢你什么东西的时候会愣愣地盯着看，但是不好意思开口。"

搭档："例如？"

他："第一次到他们村子里的时候，大兵和我的同事向那名懂英语的教师问路，我在一边抽烟，然后发现那个孩子一直盯着我的夹克衫看，可能他很少见到那种款式的夹克衫，当时我弄来一件空军的夹克衫穿着。我问他是不是想要，他腼腆地摇摇头，在自己身体上比画了一下。我明白了，这件夹克衫对他来说太大了。我跑回车里翻出一件浅灰色的 NBA 帽衫和一盒巧克力糖给了他，并且告诉他这是为我们带路的谢礼，他很高兴地收下，但没舍得立刻就穿，直到我们走的时候都紧紧地抱在怀里……那个场面给我留下很深的印象。所以……"他停下点上根烟，并一反常态地深深吸了一口，"所以每次路过或者方向一致的话，在征求伙计们的同意后，我都会绕道去那个村子看看他。"

搭档："那个孩子有家人吗？"

他："只有父亲，母亲和弟弟都死了。"

搭档："因为战争？"

他："是的，阿富汗内战。"

搭档："谁打死的？政府那边还是……"

他摇摇头打断搭档："混乱的局面下你无法把罪责单独推给哪一方，很多时候都是这样。"

搭档："……那几年你都会去看他吗？"

他捻着手里的香烟低着头舔了舔嘴唇："最初是假如情况允许就去。大约一年后，有一天我穿过城区开车回营地的时候，在路上看到个穿着一件灰色的 NBA 帽衫的背影，最开始我没反应过来，开出有一阵了才想起来那个身影似乎很熟。于是我放慢车速观察了下周围，确定安全后停车等着，结果发现真的是他。他看上去很不好，很疲惫，脸上有些地方破了，血混合着泥土粘在一起，那件帽衫虽然看上去还算完整但有血迹，裤子破破烂烂的，只有一只鞋。我问他怎么了，他说村子被袭击了，他和一些人逃了出来，来了这里。"

搭档："武装分子？"

他："不知道，他也说不清，实际上没人能说清。那段时期很乱，亲美和反美的势力以及各种派系、军阀都拼命想扩充自己的规模，他们有时候会四处抓人补充兵源。而为了防止抓来的人逃走，通常都会把村子毁了，把男女老幼全部拉回自己的基地。"

搭档："那孩子的父亲……"

他："也许被抓走了，也许是其他可能，我不知道。在混乱中又是夜里，能逃出来已经很不容易。男孩在城里这边有个远房亲戚，但是他不清楚具体住址所以找不到，也因此和一起逃出来的人走散，然后就遇到我。"

搭档："你带他回营区了？"

他："我办不到，军方管理很严格，公司雇用的当地翻译也只有 D 级出入证——只能去非军事单位的营房，乱走甚至有可能会被击毙。所以我只好把他安排到一个为美军工作的当地线人那里，给了他们一些钱，委托他们照顾那孩子并帮忙打听他的亲戚在什么地方。有一段时期他整天去营区门口晃荡，因为他在当地没有任何熟人，只有我。我曾经想给他搞一张 D 级证，但是那阵很乱，到处都是各种袭击和突发性事件，所以营区警戒等级提升了，我想尽办法也搞不到。"

搭档："后来找到他的亲戚了吗？"

他："找到了住址，但没找到人。那里只有几间半塌的房子，听说那一家人越境逃到巴基斯坦去了。我仔细考虑了好久后问那个孩子愿不愿意住在别人家。他说不愿意，于是我就花了差不多一个月的所有闲暇时间，同时还找了公司的伙计们一起帮忙把那几间破房子没塌的部分修整好。又从营区找来了床垫，并四处搜集来一些家具，重新换了个铁质的门，甚至弄来一台发电机。我尽可能把那里布置得舒适一些，然后把男孩安顿在那里了。"

搭档："你为什么要这么做？"

他抬起头看着搭档："我还能怎么做？"

搭档："我是说……"

他："不不，你看着他的眼睛你就会明白了。"

搭档："呃……无助？"

他："依赖，是依赖。他不知道还能去找谁，甚至他不会像营区附近的那些孩子一样去搞点儿什么让自己生存下去。所以我没有别的选择，我做不到把他扔在那里不管，我见过死在街上的男人、女人、孩子。他们当中有饿死的，有病死的，有被打死的，还有不知道出于什么原因被烧死、绞死、炸死的……我见得太多了，我不想让他也成为一具尸体被老鼠啃，或者为了活下去成为武装分子……"他停住话茬盯着手里那支早就烧尽的香烟发了会儿呆，"安顿好后，一有空闲时间我就跑去跟他聊天，聊这个世界上的其他地方，聊我小时候，教他使用地图，告诉他什么是篮球扣篮，以及其他一些我所知道的。后来有次 Mat，就那个加拿大人，他提醒我：'你最好教会他使用武器。'我为此挣扎了一阵，但我知道他说的是对的，于是就拿上支步枪去找男孩，但让我震惊的是那个孩子对枪支很熟，他摸索了一会儿后轻松就分解那支枪开始检查、擦拭。"

搭档："很可怕……是因为……"

他："环境，是他所生活的环境。我们，生活在和平环境下的人，十几岁的时候也许在狂热于某个偶像，也许忙着讨好女孩，也许专注于某种电子设备，这是我们的环境。而他们没有那些，只有混乱和动荡，因此从很小起那些孩子就能接触到武器，并且把那个当作玩具。虽然武器的制式不同，但是他们却出于亲切感和某种本能很容易就上手。就好像不需要别人教你就能使用各种款式的手机一样。那里的几乎所有孩子就是这样——即便是那些我们认为很单纯的山区孩子。他们从小跟大人那里学来的就是这些，包括改装能改装的任何东西，例如他那辆自行车。"

搭档："原来是这样……你所做的是想让他看上去像个普通孩子，但是有些事情是你改变不了的。"

他低下头看脚下："是的，我虽然能给他一个看上去像是家的地方，并且在生活用品上尽量让他和美国那些孩子一样，但是我给不了他新的童年，我改变不了环境，对此我无能为力。所以……"他叹了口气，"所以虽然他是个很单纯很朴实的山区男孩，可是在掌握武器这方面和我没区别，是个老手……某种程度上我觉得他和我很像：很傻，很土，很难和其他同龄人混在一起，但却学会了不该学会的东西。我们唯一不同的是：他没有选择的权利。"

搭档默默地点点头。

他："你刚问过我为什么会为他做那些，也许这个才是答案吧……"

搭档还是默默地点点头。

他："后来我把这件事告诉 Mat，虽然当时他什么都没说，但看得出有些触动。凡是在他不忙的时候，也和我一起去看那个孩子，并且帮他弄了个卖香烟的小摊。不是固定的，是流动的那种。我和你一样，问过他为什么帮那孩子，他假装没听见只是埋头做，不过有次喝多了他说自己大儿子跟那个孩子年纪差不多大。"

搭档："其实你和他这么做都应该是出于参与到战乱的自责，而产生了一种补偿心理，但战争不是你们造成的……"

他："我不想去深究这件事到底是谁造成的，我只想在我能力范围内做点儿什么。也许你说得对，是在做某种心理上的补偿，但我不会因此而心安。因为我知道不管我怎么做都无法把心里那些不好的东西消除掉，无论是对那个男孩还是对我，除非我回到原点——压根就没见过战争，就是这样。"他默默地又看了一会儿手里那段烧尽的香烟，把它放进烟灰缸，"没什么事的时候，他会跟我四处跑，去另外一些村子，或者另外一些城市。有一次，我不小心开到了他曾经住的村子附近，然后我就傻了。想掉头已经来不及了，因为他也看到了。在我不知所措的时候他问我能不能停一会儿，因为他想去看看。我向一起去的兄弟征询意见，他二话没说拿上武器就跟着我们去了。"

我看了一眼搭档，他此时正用拇指在下唇上划动着，表情凝重。

他："村里一片废墟，没有人烟。那个孩子找到自己曾经的家，没进去，只是默默地蹲在门口向里面看。我不敢说话，也不敢多问，就站在他身后不远处点上烟等着。我以为他会哭，可过了一会儿当他站起身转回头的时候，我看得到他脸上的悲伤，但却看不到眼泪……我不敢想象那个瘦小的身体到底能承受多少东西，但我知道肯定比我想象的更多。那趟一路上他都没再说过一句话，我们也是。晚上送他回去的时候，跟我一起去的兄弟摸了摸他的头，他站在车边看着我们。我扶着方向盘搜肠刮肚地想说点儿什么安慰的话，可我什么也说不出来。男孩就那么一言不发地看着我……满眼的沧桑……"

我感觉似乎像是有什么东西压在胸口喘不上气来。

"从那之后，"停了很久他才抬起头，"男孩就很少说话了。所有认识他的人都说他需要时间，并且建议我给他弄条狗养，并且说这样会对他有帮助，可我不那么认为。白人，很单纯，他们脑筋是直的，习惯把事情简单化，也许他们是对的，可是我发现自己做不到这点，我会想很多，我会考虑很多，因为在我看来事情就是那么复杂，一点儿也不简单，这世界上没有一件事情是简单的。那个男孩失去了所有的亲人，失去了自己的家，然后他养一条狗就能好起来了？我亲眼见过并且参与过战争，那些场面整夜出现在我眼前，但我找个女人睡，或者去旅行就可以解决了？我不相信。我不相信这个世界上有超人、有蜘蛛侠，我也不相信自己能从邪恶的人手中拯救这个世界，如果说可以的话我唯一能拯救的就是我自己，很简单，抬起枪，对着自己脑袋，扣下扳机，'砰'！直接轰掉就好，一切就结束了。这是我能确定的。但是这些话我从来没对任何人提过，因为他们无法理解我为什么要这么想，他们也无法理解东方人的脑子就是会想很多，会兜圈子，会乱七八糟地缠绕在一起……"

搭档张了张嘴，却什么也没说出来。

他虚无缥缈地看着我们身后好一阵才重新回到现实中："我没去给那孩子弄条狗，只能尽量抽出更多的时间陪着他，不过我知道他情况很不好。偶尔，他也会像原来那样说点儿什么，但大多数时间都是沉默的，也很少再笑。"说到这儿他停下，深深地吸了一口气，"有天我和 Mat 带他去附近的一个集市，很远我们就看到一群人围着在看什么，于是我们也过去了。穿过人群后我们看到有几个人被套着轮胎在烧，地上有挣扎过的痕迹，看起来烧了很久，人早已经死了。我当时就愣在那里，等回过神的时候发现男孩站在我身边目不转睛地也盯着看，这时候 Mat 出来挡在面前骂我，推着我们离开了。回去的路上，Mat 尽可能不带脏字地向那个孩子解释，说那几个人可能是小偷或者坏人，甚至胡乱编造了一些情节，并且信誓旦旦地说这是他从军方得来的消息，然后他回过头盯着我的脸压低声音：'你他妈要是还不帮我我回去就 fuck 了你！'于是我也加入了那个离奇故事的编写行列。因为我们说得过于混乱，所以把男孩逗笑了，这让我和 Mat 都松了口气。但没想到的是，下车时那孩子突然问我们这个世界上是不是真的有神。我觉得不妙，有点儿慌，语无伦次地告诉他也许有。Mat 打断我告诉他，相信就一定有。男孩点点头后又问：'那为什么神会允许人们做这些事？'我和 Mat 愣在那里无言以对。后来听说美军去了，找当地人收了尸，然后用军车原地打转把那里弄了个尘土飞扬，掩盖了地上的痕迹。"

搭档默默抽出两支烟，扔给我一支后把烟盒递给他，我们三个男人坐在那里半天没说过一句话。

"过了些日子，"打破沉默的不是我们，"Mat 在休假离开前一晚醉醺醺地来找我，进门就哭了，我问他怎么了，他口齿不清地说了半天我也没搞明白他在说什么。然后他从腿包里掏出一份地图给我，我打开看，那是驻地城区的地图。有个地方被打了个叉，歪歪扭扭地用英文写着'悲伤之地'，我认出是那个男孩的笔迹，而打叉的地方就是我们上次看到烧死人的地方。这时候我听懂 Mat 在说什么了，他说想他的三个孩子，然后就上气不接下气地抽噎着又开始哭。我从来没见到过他这样，也不知道该怎么办，只好陪他靠墙坐在地上，搂着他的肩膀让他哭到睡着为止。第二天等我醒的时候他已经走了，没多久就听说他已经向公司提交了转职申请，并做了陈述。我知道他不想再回来了。"

搭档："为什么 Mat 不彻底辞职呢？"

他："我猜他也许永远无法离开这个系统，我是指那些和战争有关的，因为他需要偶尔回到战区才能放松自己，或者……他把一些什么东西永远地留在这里了……我也一样。"

搭档："你们现在还联系吗？"

他："联系，听说他现在和第二任前妻住在一起。"

搭档："哦……"

他把烧了一大半的香烟缓慢地在烟灰缸里捻灭："男孩问我 Mat 去哪儿了，我告诉他那个浑蛋回北美了，也许你还能见到他，但是会很少。他问我是不是有一天也会这样，我告诉他我不会……我们俩心里都清楚我在撒谎。我知道他没有安全感，但是他不知道其实我也没有安全感……那天我把我给他的香烟全部都买了回来。回到营区后被老黑看见了，就是那个外号叫皮条客的家伙。他是部队的一个中尉。他有很多不知道哪儿弄来的色情杂志并且四处推销，所以我们叫他皮条客；他告诉我说你这样不对，你不可能照顾那孩子一辈子，必须想别的办法，而且以后不能再对这种战争孤儿或者难民投入太多感情，因为这样只会让情况变得更糟——无论是对你还是对那些人。我说可能做不到。他骂我说你太贪婪了，你不可能拯救所有人，这样的孩子太多了，难道你要一一去帮他们弄个家？买走他们出售的所有东西？你必须冷静下来，并且学着冷漠下来，然后把那些热情转到别的地方，自己、女人、家人。我知道他是对的，但是我做不到……一个多月后老黑被流弹打中了大腿，离大动脉不到一厘米，差点儿死了。回去前，他塞给我一大摞色情杂志和几条香烟说这些东西都能卖，因为好多人找他要色情杂志。之后我们再也没见过面。"他叹了口气，低着头摆弄着手里的打火机，"也许是因为他说的那些或者别的什么原因，后来每次休假的时候我就开始忙于四处打听是否有人愿意收养那孩子。但年龄和国籍是个绕不过去的问题，所以进度非常缓慢。大约过了一年，在一次休假快结束时，有对住在亚特兰大的夫妇打电话给我表示对此感兴趣，想知道更多信息。于是我特地申请延长假期跑去（美国）中部见了那对夫妇。我告诉他们很多，并且给他们看了照片和我能提供的一切。也就是那次我发现了一个很严重的问题：身份，那个孩子没有任何身份证明。在我们所处的秩序社会，你需要一些东西来证明自己的身份，一串号码或者别的东西，否则你很多事情根本办不了，我们认的是一串号码而不是人。但在那里，在战争边缘，活着，就是最好的证明，别的都不再重要。可是一旦把那里和秩序社会对接，牵扯到需要身份的时候，麻烦就来了——在当时（阿富汗）的混乱局面下，许多政府的部门根本不存在，就算你试图花钱打通关系都找不到谁来负责这件事，这才是最糟的。所以我只能试着说服那对夫妇让他们主动和我所在战区当地领事馆联系试试看，除此之外我再也想不出别的办法。回到洛杉矶我又问了所有能问的人，找了所有我能接触到的关系，最后得到的答复是：很难。"

搭档："我记得有专门的这种组织，救援那些战争孤儿的……"

他摇摇头："你说得没错，我联系过，他们并没直接答复我而是要我提供更多资料，因为这种孩子太多了……多到你难以想象……所以我打算先回阿富汗，看看能不能再找出别的什么解决办法。但是，回去后我却找不到他了。"

搭档愣了一下："出了什么事儿？"

他："在我延期休假那段时间城里出了乱子——两拨军阀势力打了起来，因为双方都亲美，所以军方得到的命令是不能武力干涉，只能调停。大概一周后他们协议停火了，但整个城区已经被搞得乱七八糟，塌了很多房屋，伤亡了很多平民。我顾不上安全警告，连着两天跑去他曾经住的那里把废墟翻了个遍，没有尸体，只找到了给他弄来的那些家具和日用品。我问了营区的大兵和雇员，也问了所有我认识的当地人，没人知道他去哪儿了。"

搭档："逃走了？"

他的脸色越来越阴沉："我不知道。"

搭档："嗯……那后来呢？"

他仿佛难以呼吸似的深吸了口气："大约过了两周，有天我带着几个伙计去很远的一个地方。快开出城的时候无意中看到在路边一个水沟里有某个似乎很熟悉的东西，我放慢车速后看清了，路边的水沟里趴着一具看上去很瘦小的尸体，套着一件灰色的 NBA 帽衫……我停下车，站在水沟边看了一会儿，但没有勇气把尸体翻过来确认……之后怎么回到车上的，怎么开到目的地的，怎么回来的，我都不记得了。一片混乱。"

他再次沉默了，我和搭档谁也没吭声，而是默默地等着。

"从那之后，"他再度开口的时候我们都听出他的声音有些沙哑，"他们说我的脸色和神情看上去和当地的难民很像……我独自去过那个水沟，尸体已经不见了。我后悔自己当时没能去确认，因为仅仅凭一件衣服确定不了什么……但是……我再也没有见过他。"

搭档："再也打听不到他的消息了吗？？"

他无声地点点头。

搭档："这件事你对 Mat 讲过吗？"

他低着头看着自己搭在桌子上的手臂："过了一阵，下一次休假的时候我才告诉他。那天早上，我站在洛杉矶河边花了十几分钟才鼓起勇气给

Mat 打了电话。他听完之后沉默好久跟我说：'杨，这就是你一定要在一个充满暴力的环境下想找回自己那点儿人性的结果，你很蠢，是个白痴，你在做没有任何人能够完成的事情。你说自己不相信超人，可你他妈的认为自己就是超人，但你不是，你只是个蠢货，我真希望我从来都不认识你。'我解释说那件帽衫也许只是巧合，并且我没有去确认。Mat 没理我的解释，而是让我去找他，建议我们一起辞职去加拿大干伐木工。我什么都没说，不过我记得他最后那句话：'真希望我们都从来没去过那里。'我知道他也很难过……"

搭档："你会像 Mat 一样吗？我指离开战争，或者相对的、某种程度上的远离。"

他低下头想了想："我不知道，没想过这个问题。"

搭档："离开阿富汗去伊拉克是你申请的还是……"

他："我申请的。"

搭档："为什么？"

他："我不知道还能去什么地方。"

搭档："伊拉克和阿富汗有什么不同？"

他："没有任何区别，一样充满了混乱、破坏、看不清源头的仇恨、血、愤怒，每个人脸上都带着恐惧和绝望，无论是杀人的还是被杀的。唯一不同的是那里看上去更荒凉一些，永远是刺眼的阳光。而我，还有我的同事所做的，以及其他公司的雇员们所做的也都和在阿富汗一样——我们把武器贩卖给那些人，让他们用钢铁和火药填满仇恨，然后再让他们认为这就是消除掉恐惧唯一的办法，但那只能招来更多的仇恨，使自己陷入到某种更加恐惧的地步。我很清楚这些。但，假如没有这些就不需要我的存在……我知道，这听起来很……分裂。可这是事实。"

搭档："没有一点儿希望或者不那么消极的东西吗？"

他摇摇头："也许有，但我看不到。"

搭档："为什么？"

他静静地坐在那里沉默着。

搭档："我猜，也许你知道。"

他虽然没有抬起头，但我注意到他做了个吞咽的动作，似乎试图在压制着什么："他还只是个孩子，这个世上有太多我们认为美好的和幸福的东西他从来没见过。他没有享受过我们习以为常的那些，在他的记忆中只有痛苦、分离还有绝望，他记不清自己妈妈长什么样，但他清楚地记得弟弟死去的样子。他曾经问我为什么有人会因为不同而杀人，我没有办法回答他。在四处找他的时候，我明白了。实际上我为他所做的一切是为了我自己，我希望在地狱的边缘能找到一点儿安慰，就像是某种把我和战争隔离开的屏障，让我能暂时有一些安慰。我说过他在某些方面很像我，唯一不同的是他没有过选择……他还只是个孩子，他没有任何错，却承受那么多我想都不敢想的东西……我永远忘不了他满眼沧桑望着我的样子……也就是从那之后，无论是伊拉克还是我再次来到阿富汗，到处都能看到他的身影。在人群里，在某个废墟上，某处村庄，某辆车上，各种地方，仿佛每个孩子看上去都长着他那样的脸……挥之不去……对我来说，前线，战区，还是华盛顿或者别的什么地方都是一个样子，没有任何区别……我知道是自己出了问题，但是对此没有解决的办法。我说过，假如我想拯救自己的话只能举起枪对准自己的脑袋……你问为什么我看不到希望……因为……因为那个孩子已经带走了我的全部热情。"

一滴眼泪无声地掉落在他的膝盖上。

搭档默默地等了一会儿才试探着开口："你……曾经为此……有过……呃，我是说，现在这样吗？"

他用手指摸了摸膝上的泪痕："有几次。我不记得了。"

搭档："你有没有彻底倾诉过这些……"

"你们。"他抬起头，除了眼圈微红外表情已经恢复了平静，"这也是第一次。除了你们之外我没和任何人完整地说过这些，因为我觉得这件事在我心里永远无法被平息。"

搭档抿了抿嘴："那，有个问题我问过好多次了，但我还是忍不住要问：你今后打算怎么办？"

他面无表情地望着我们："我已经没的选择了，虽然最初是我所做的选择，但现在已经没有其他可能性了。我说过，我已经成为了一件武器，无法离开那里——战争？战区？地狱的边缘？我不在乎，因为我只能存在于那里，别无选择。"

回去的路上搭档依旧像昨天那样沉默着，没跟我交谈过一句。到了诊所楼下的时候，我看着他，而他没有一点儿要上去的意思。

我："你直接回家吗？"

他默默点点头。

我犹豫了一下："刚才，你忘了约明天的时间。"

搭档："不需要了。"

我："你是说……"

搭档："你真的认为我们能帮他？"

我："嗯……我以为你把这当作能力的挑战……"

搭档："这不是挑战，我做不到。就像他试图拯救那个孩子一样，很无力，也不可能，只是某种程度的安慰罢了。"

我："嗯……这的确是一个非常极端的……嗯……案例。"

搭档："其实我们何尝不是他那样。最初我认为没什么大不了的，先听听看，也许能搞掂这件事，这就如同他最初接触战争一样。虽然昨晚我说这不是我们能解决的问题，但回去之后我还在想，用什么方法能先让他放松下来，再缓解掉第一层压力，等今天听到一半我就放弃了，我知道那不是我们能做到的，而且我不认为有人能做到。除非……"

我："什么？"

搭档："除非是他自己，因为'面对'这种事情，是别人无法替你完成的。"说完他点点头，转身走了。

看着他的背影我想说些什么，但又不知道该说些什么。

整整一周，搭档都没来诊所，也不接电话，我忍住没去他家里打扰他。

一周后的傍晚，我收到一条搭档发来的短信：他走了。

我知道指的是谁，于是直接回复：去哪儿了？北美？还是战区？

他：看你的E-mail。

用手机打开邮箱后我犹豫了几秒钟，离开餐桌去了卧室，拿起床头的平板电脑重新打开邮箱。在一堆乱七八糟的广告及各种邀请中，找到了那封搭档转发给我的电子邮件。

回到客厅，我坐在窗边的小沙发上开始读。

前不久休假的时候，一个在国内的朋友打电话给我，问我有没有兴趣见心理分析师。我问她为什么要推荐心理分析师给我，她的答复很简单：因为他们想见你。我想了想，然后买了机票回到了中国。接下来认识了你们，并且花了两个下午和晚上坐在你们面前说了那些，包括最初我不打算提的。

这段时间既短暂又漫长。

回想整个过程，我仿佛重新经历了一遍记忆中的东西：混乱，仇恨，愤怒，无奈，还有那么一点点情感。我深信记忆是一种经验上的或者类似于此的提炼，但我没想到有些东西会如此强烈，甚至是某种直接的情绪。

其实最初我打算尝试着通过一些描述来说明这个世界有多悲伤、多无奈，那不是电影而是现实，无论是对你们还是对自己。但我能感觉到根本没有说清什么，全都是那种朦胧的、似是而非的东西。这是因为我整个人都是在不稳定的情况下说着什么，虽然竭尽全力让一些东西变得相关联但又莫名其妙地无所适从。但在这种状态下我之所以依旧继续说下去，是因为我认为在某种程度上战争也好，和平也好，它们本身就是没有具体轮廓的，是朦胧的，似是而非的。所以我还是继续、并且坚持讲完了，即便我根本没有任何心理上的准备。而另外一个让我讲下去的原因，是我深信：语言，是一种思维病毒，因为它能改写我们的大脑回路。但很意外，它作用于我反而更强烈些，正是这个强烈的冲击才让我清醒。

曾经，我认为生存也许有很多看上去合理的解释，但实际在某些地方生存不是其他什么，不是电影，不是薪水，不是奢侈的宴会，不是卡拉OK，更不是酒吧前台的某个漂亮姑娘。在某种情况下生存就是单纯地活着，没有更多了，更多都属于奢侈。在很长一段时期内我都忽略了这点，只看到了繁华的那面，所以我无法接受来自真实的冲击。而现在我看明白了。我们，人类的认知体系真的有很大差异。我想，也许是因为这个世界没有给我们一个同样的地平线或者海平面去看同一个日出或者日落吧？也许。

每次想起这些我都会产生一种宗教性的恐惧——所谓未知力量。

我选择了原先我认为是对的方向，但是我忘记了同时也应该承担某种结果，这是个巨大的错误。在这之前我从没有正确理解倾诉以及倾听的精神力量，而是沦陷在某种情绪中，这很不好，很蠢。而让我认识到这点的，是你们。

我终于明白了我们面对的不仅仅是苦难和折磨，也不仅仅是悲伤和恐惧，我们还有更多的选择。这不是逃避，是经历痛楚更应珍惜希望，而不是忘记了希望。我一直以为，我早已死在战争中了，但是我并没意识到死去的并非我的全部，我也不是阵亡的英灵，我只是把一些东西留在那里了而已。

那值得我回忆，但并不值得我为此而牵绊。

这两天，这短短的一小段时间，我们聊得并不算多，但你们是第一个让我尝试着把这些倾诉出来的人，也许不那么完整，也许不那么系统，但对我来说已经足够了，因为我为此已经背负太久，感谢你们让我把它们放下，我从未像现在这样清晰过，不管是过去还是未来。很长一段时间，我都忘记了这个世界很宽广，无论是精神还是力量；忘记了这个世界很系统，无论是信仰还是种族；忘记了这个世界同样也有很多选择，无论是情感还是生活。

而现在，我终于明白了，我并非别无选择。

感谢你们让我懂了这句话——生存的意义，就在于选择。

那么，我是时候该去做一个新的选择了。

——你们的朋友 Martin Yang

我把这封邮件看了好多遍，然后端着平板电脑坐在那里开始走神。

不知道过了多久，电话响了。我回过神来，找到手机。

是搭档。

"那封邮件看了吗？"

我："看了。"

搭档："嗯，就是看了那封邮件我才清醒过来。"

我："我能想象……"

搭档："更关键的是我明白了一件事儿。"

我："什么？"

搭档："长久以来，我认为所有的事情都有某种心理成因，因为我精通于此，所以我能了解，我能解决，我能看透，我能通过分析和经验知道全部，所以我也就认定一切都没什么值得我投入的，无论是热情还是状态。所以，我才会消极并且无病呻吟。其实这一切都是我的问题而已，就像你休假时我说过的那样，一切都很好，只是我不好了，因此，我就认为是一切都出了问题。"

我："那现在呢？"

搭档："现在我明白了，你无法想象我有多震撼，我是指对自己的……见面说吧，你现在是在诊所还是在家？"

我："家。"

搭档："这就去找你，我想好好聊聊。"没等我说话他就飞快地挂了电话。

半个小时后他出现在了我家门口。

那天我们聊了很久，几乎一夜。

两天后的早上。

当我站在诊所门前掏出钥匙的时候才发现门没锁。

推开门，我看到搭档正带着他惯有的懒散表情坐在接待室的沙发上翻着杂志。

我边把外套挂在衣帽架上边问："是一夜没睡还是时差又乱了？"

"都不是，睡得很好，天没亮我就醒了。"他头也没抬地继续翻手里的杂志。

　　我："真少见，是不是……"这时桌上的接待电话响了。

　　搭档懒洋洋地欠身拿起听筒："喂？"

　　放好外套后，我坐到斜对面的沙发上看着这家伙。

　　他抬起头似笑非笑地望向我，先是点了点头，然后对着话筒说："是的，我们回来了。"

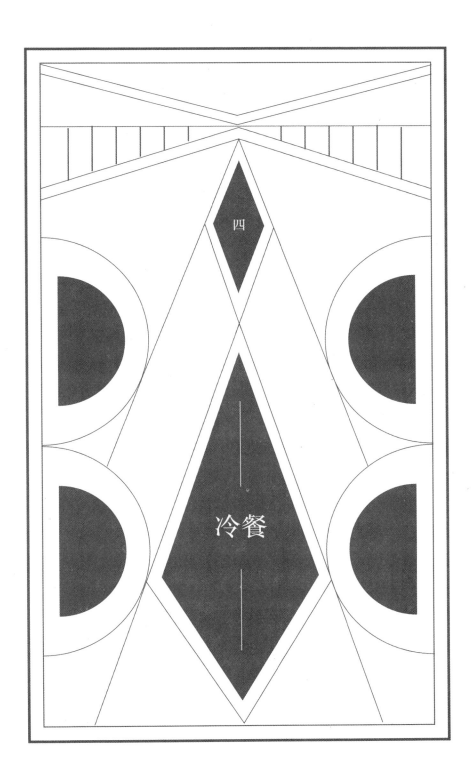

四

冷餐

"……所以那个朋友说，你们可以帮助我……"话虽然是这么说，但能看出来女孩的眼神中带着疑惑。

　　"这个……"搭档点点头，"能不能帮得上先另说，目前你还什么都没告诉我们，所以能先说说看是什么情况吗？或者，你需要什么样的帮助？"

　　"我……"她咬着下唇似乎在想。

　　十分钟前这个身材高挑长相文静的女孩找到诊所，简短寒暄后说是我的一个朋友推荐来的。她语调轻缓柔和，声音听上去很轻但很清晰，不紧不慢，一看就是受过良好教育并且在安定生活中长大的那类人。我和搭档都比较喜欢这类的客户。他们中的大多数往往是因为生活中的小事情而触发了某种问题，所以解决起来会容易些。如果年纪再小点儿，阅历再少点儿那就更好了，因为心理症结的根源藏得浅，分析和处理起来相对简单。

"有点儿不忍心收他们钱。"虽然搭档会经常这么说，但也就是说说而已，实际上一分也没少收过。

女孩纠结了一会儿抬起头看着搭档："嗯……我想知道能不能有什么办法让我更容易被人看透，让别人更容易了解我？"

"嗯？"显然他没明白，"不好意思，我没理解这句话。"

女孩："我是说，在很多时候，大家都说我难以理解，难以看透……这样……嗯……很不好，我能不能让自己更直接地被人一眼看透？"

搭档："你所说的那个'大家'，有特定所指吗？"这家伙从言语之间捕捉核心问题的能力让人望尘莫及。

女孩："嗯……一些男的……"

搭档："哪一些男的？"

女孩："男友……嗯……前男友……们……"她略显不安地看了看我们。

搭档注意到了。"哦……"他点了点头，"首先，说明一下，我是心理分析师。而他……"说着他指了指我，"是催眠师。通常在初次接触的时候我们俩都会在，因为假若有必要催眠的话，这样会省去很多沟通时间——我无须再转述。但你觉得有些事情难以启齿，坚持只跟我一个人说也没问题，催眠师可以回避，你看可以吗？"

女孩："不不，没什么难以启齿的，我虽然前男友有点儿多，但我不是一个乱来的人，所以不是指那种事情，没什么要回避的。"

搭档："那你介意我录像吗？"

女孩："嗯，可以。但是你们会保密……"

搭档："这个你完全不用担心，之所以录像是因为……"他一面解释一面又看了我一眼。我知道那意味着什么，于是起身架好摄像机，然后搬着椅子坐到了女孩的斜后方以便她的视线中没有我的存在。"……所以有关你的个人隐私方面完全没有必要担心……好了，现在，你能详细说一下前男友们对你的评价吗？"

我无声地按下摄像机的遥控开关。

"嗯……"女孩侧过头，我能看到她再度咬着嘴唇并且犹豫了几秒钟，"他们总是觉得我有所保留，没投入真的感情。我说的保留不是那种事……而是纯粹情感上的。他们老说我不够关注他们，甚至认为我是逢场作戏。"

搭档："实际上你投入感情了吗？"

女孩："每一次我都是认真的，不是他们说的那样。"

搭档："那你为什么还要找我们呢？"

女孩："因为……我觉得既然好几个……都那么说，是不是我在某些方面太……太内敛了，所以我想问问有没有什么方法能让我改变这点。"

搭档："性格属于个人标签，也许我们能改变，但通常不会这么做，因为这种改变属于心理压制，会反弹的。"

女孩："哦……也没有别的办法吗？"

搭档笑了："有，但现在还不能确定，前提是我需要知道更多。也就是说……"他停下话茬，用征询的眼神看着女孩。

女孩看着搭档想了一会儿："那你问吧。"

搭档点点头："你交过几个男友？迄今为止。"

女孩："七个吧……"

搭档："吧？不确定吗？"

女孩："确定，七个。"

搭档："你的年龄是……"

女孩："二十九。"这我感到有点儿意外，因为她看上去最多二十四五的样子。

搭档："你的所有前男友都这么说你吗？"

女孩："嗯……差不多吧。"

搭档皱了皱眉："还是不能确定？"

女孩："有不是这么说的。"

搭档："几个？"

女孩："两个。"

搭档："但是那两个人也没有再和你继续下去，对吗？"

女孩点点头。

搭档："那这两个和你分手的原因呢？他们有说过吗？"

女孩："第一个是因为他出国了，我们俩联系越来越少，最后就分开了。"

搭档："明白了，异地。那第二个呢？"

女孩微微垂下头："第二个是我原来的上司……他……后来……后来就……"我们都注意到了她情绪上的变化。

搭档："已婚的？"

女孩："不不，没有，我认识他的时候他已经离婚了。"

搭档："他和前妻有孩子吗？"

女孩："……嗯……有。"

搭档："分开是因为你有来自家庭的压力吧？或者是多重的？"

女孩默默点点头。

搭档："最后是怎么结束的？"

她叹了口气："算是不了了之吧……"

搭档："为什么说算是？难道实际上……"

"实际上就是。"她打断搭档的同时也打破自己一贯的温文尔雅，很明显，问题出在这儿了。

"和你交往最长的男友是第一个吗？"搭档不动声色地跳跃话题以避免她延续抗拒心理。

女孩愣了一下才回过劲儿来："啊……对，是，将近两年。"

搭档："你介意说说他吗？"

"他……"女孩稍微停顿了一会儿似乎在想，"其实最初和他在一起是因为刚刚入职的时候我们俩分配到一组了，那一组就我们两个新人，所以感觉上相对来说近一点儿吧。然后……就在一起了。"

搭档快速扫了我一眼，我也留意到了——她描述的并不是人，而是为什么在一起，这表明她对他并不怎么认可。

搭档："哦，那他是什么样的人呢？"

女孩："他是比较开朗的大男孩，样子和性格都是，挺受女孩欢迎的那种。"

搭档："那除了第一个和第二个，其他的呢？都是什么样的人？大体上有一致的地方吗？"

女孩："可能是工作原因吧。我能接触到的都是那种性格比较稳重的男人，再也没有……嗯……那种……"

搭档："年龄偏小的？"

女孩："嗯，对。"

搭档略停一下舔了舔嘴唇，我知道这是他决定冒险前的标准表情："其实你最喜欢的是第二个男人吧？"

果然！

女孩坐在那里没吭声。

"他是最让你动心的吗？"搭档没打算给她逃避的时间，"从各方面对你来说他都是让你觉得最好的，除了一点——他和前妻所生的孩子，是这样吧？"

女孩依旧一言不发。

搭档："是不是当你投入全部感情之后才知道他有孩子这件事的？"

虽然看不到女孩的脸，但我能猜到她的表情。

我们都沉默着等待。

几分钟后她抬起头，声音很低："你说得没错，是这样。最初我不知道这些，而且他从没提过，那时候我们已经交往一阵了，他有时候住在我家里——我是一个人住。后来……后来有次凌晨他接了一个电话，是他妈妈打来的……他匆匆忙忙起来就出去了，临走前才告诉我他儿子病了，在去医院的路上，当时……当时我就………他从没跟我说过上一次婚姻，更别提有孩子了……我……不知道该怎么办……后来我再也没睡着，心里乱成一团。"听上去她似乎在抽泣。

搭档转身抽出两张纸巾，想了一下，然后干脆拿了整盒纸巾放在女孩旁边。

"谢谢。"女孩抽出张纸巾攥在手里，"后来我和他谈过这个问题，但是……最后……你知道的。"

搭档点了点头："后来你换部门了还是换工作了？"

女孩擦了擦眼泪："工作，我换了工作，去了另一家银行。"

搭档："那，其实你也知道问题所在了是吧？就是从第二个之后开始的。"

女孩："这我知道，但对之后的那些……那些男的……我的确没隐藏什么，包括刚才跟你说过的这些我都告诉他们了，而且我也是很认真地对待他们，每一次都是，因为假如我还没放下的话，是不会去尝试新的感情的。可是……他们却认为我依然有所保留，依然……没有……我真的不是那样的，我承认自己曾经有过那种……那种……挫折和打击，但是我会不惜用剩下的全部感情来换一份真心……可是……可是我不知道自己做错了什么，他们都……"她哽咽着低下头。

搭档面无表情地望向我，看上去他有些无奈。

等她稍微安定了一会儿后搭档才再次开口："会不会是关于情感投入的问题，每个人的理解不一样？那些人都是一种类型的吗？我指性格上。"

女孩想了想："最开始我也这么认为的，可是他们性格并不一样，而且还都这么说……后来我问过我的朋友，她们也说不清是怎么回事儿，所以我觉得可能自己有些问题。"她轻微地抽了抽鼻子，"然后，就像我一开始说的，我一个很好的朋友介绍我来找你们。因为她说人有时候受到情感打击后会不由自主地隐藏自己的内心……会是这样吗？"

搭档皱着眉："嗯……有这种可能性，不过，现在没法确定……你觉得自己和第二个男人分手后有什么变化吗？例如生活细节上或者做某种原来没有过的梦？"

女孩停了一会儿："没有什么特别的……不过我承认那段时间很难熬，因为……你知道的，情绪上很难平静下来，所以我辞职了。可能是过了一个多月吧，我觉得恢复了很多，然后一切都回到正轨。大概一年后我在一个旅行团里认识了一个男人，然后就……可是才几个月，他认真找我谈了一次，我们就分开了。之后是朋友介绍的，还有工作中认识的，但都没太长久，我不知道我错在哪儿，甚至有时候头一天还好好的，第二天就……我真的不知道为什么都那么说。"

搭档想了想："都是当面告诉你的吗？"

女孩："不一定，有的是电话，前不久那个……就是最后一个，写了一封很长的邮件给我。"

搭档："但你并没有再像对第二个男人那样伤心了，是吗？"

女孩叹了口气："这是两回事，不一样的……"

搭档："嗯？你是说，感情不一样？"

"不不，是还没到那么深入，毕竟时间还不算太长，所以……但是我不明白为什么会都这么认为，也许……是不是我真的出了什么问题？"她低下头，"否则我也不会跑到你们这里来寻求帮助了。"

搭档点点头："嗯，我知道了。"

女孩走后，搭档跑去催眠室，站在窗口附近端着水杯靠着桌子发呆。

我："怎么了？不好办？"

他又愣了几秒钟后摇摇头。

我："那是什么？似乎你情绪不高。"

"当然不高了，无聊透了简直！她都快 30 岁了，怎么还跟个小女孩似的为感情的问题纠结个没完呢？"看上去他很不耐烦。

"应该跟她不断遭遇感情失败有关吧？"我合上手里的本子抬头看着他，"换成谁都会崩溃的，这一次又一次的。"

他叹了口气，放下杯子重重坐到催眠用的大沙发上嘀咕着："咱干脆退她钱算了，我最受不了这种客户。"

我："不把这个视为挑战吗？"

搭档："这不算挑战，感情问题是死结，真烦人！"

我忍不住笑了："你就一点儿不怜香惜玉？"

搭档绝望地盯着天花板："我只怜金惜钱……"

我："你呀……"

搭档又叹了一口气闭上眼："我能听完已经很有耐心了好吗？刚才她哭的时候我都快崩溃了……唉……受不了……跟电视剧似的……"

我："看着她哭我倒是觉得挺可怜的。"

搭档："我一点儿都没觉得。"

我："你想，她说甚至不惜用剩下的全部感情来换一份真心，而且……"这时我注意到搭档突然睁开了眼睛，于是问道："怎么了？"

他猛地坐起身愣愣地看着前方并且无声地嘀咕着什么。

我习惯性地保持着静默。

停了好一阵后搭档才迟疑地转过头看着我："嗯……我觉得……我好像发现点儿什么了……"

"咦？真的？"

他又想了想然后点点头："视频呢？让我再看一遍，快，现在！"

看录像的整个过程中他既没重复某段也没快进，而是一言不发地啃着手指看完。

视频结束后他依旧保持那个姿势皱着眉，我纠结了一会儿后问："你……"

他抬头看了看我又想了一会儿："我需要确定一下……介绍她来的那个人，你熟吗？"

我："只是一般朋友，怎么？"

搭档："你有她电话吗？"

我："有。你打我打？"

搭档："你打，我说。"

电话拨通后我简单说明了情况并且介绍了下搭档，然后按下了免提。

整个通话过程看上去搭档都是心不在焉的状态。

搭档："……那么，她不是脚踩两只船吧？"

电话那头："啊，这个不可能，她不是那种人。"

搭档："那她是哪种人？"

电话那头："嗯……平时还好吧，有点儿内向，不过也还好。"

搭档望了我一眼："跟没说一样……这么问吧，假如严格地划分，她算是内敛还是外向？或者更模糊点儿，她性格偏于哪一头？"

电话那头："内敛……内敛吧，偏于内敛。"

"嗯……"搭档点点头，漫不经心地抓过笔和本子开始在上面画小人，"那么，你刚说过，曾经跟她交往过的一个男友是你介绍的对吧？方便说说那个男人是个什么样的人吗？"

电话那头："方便。那是个各方面都很不错的男人……嗯……条件中等偏上吧，我指的不只外形，还包括家庭条件什么的，不过人也有点儿内向。"

搭档："那分手是他提出来的吗？"

电话那头："对。我曾经问过他是什么情况，他说是感情问题……嗯……就是……总感觉不到对方的投入感，老是若即若离似的，所以最后还是分开了。"

搭档："那她呢？你问过吗？"

电话那头："问过。她说自己已经很认真很用心了，但不知道为什么对方会那么说。"

搭档："你认为呢？"

电话那头："我……你们不会告诉她吧？"

搭档停下笔看着电话机："这一点请你放心并且相信我们，你所说的一切我们都不会告诉任何人——职业道德不允许我们这么做。"说完又低下头继续画小人。

电话那头的女人犹豫了几秒钟："嗯……我觉得吧……我也说不清楚……大概……嗯……大概就是她的确没有拒绝什么，也是开放的接纳状态，我指情感方面啊。但是……总有点儿什么说不出来的东西，我形容不好……你说有所保留吧，也没有。你说她不当回事儿吧，似乎也不是，反正就有点儿什么不对劲儿似的。因为我见过她曾经和原来那个离异男在一起的时候不是这样的……但你要我说重点在哪儿我也说不明白……唉……估计我也没法说明白……看她的眼睛就能知道是怎么回事儿，如果我说她对后来那几个没走心你们能理解吗？……你们听糊涂了吧？"

"不，正相反，我听明白了，那什么，谢谢你啊。"说完搭档重新抬起头示意我可以结束了。

我接过话茬又寒暄了几句后挂了电话。

搭档什么都没说，而是把手边的本子转了个方向推给我。我看到他在那页上画了一个人形，小腿以下似乎盛满了水，而以上的部分都是空的。

看了一会儿后我放下本子："什么意思？"

搭档："我突然觉得很无聊，不想说了，这事儿很没劲。"

看着他一脸的任性我笑了笑，没再追问。不过即便他没说我也基本知道这个女孩是什么情况了，但真正的问题在于：如何把她点醒。

一周后。

自打女孩来了之后搭档一直在和她东拉西扯，聊的全是一些不重要的问题。我知道他这是在消除间隔一周所产生的隔阂感和陌生感，所以也就没吭声，而是继续找出那天他的画琢磨搭档到底打算怎么来说明。

又东拉西扯了一会儿后，搭档终于切入到正题。

"你又尝试再找新的男友了吗？"他问。

女孩清淡地笑了一下摇摇头。

搭档："为什么？"

女孩："我觉得，还是先搞清到底是怎么回事儿吧，否则恐怕下一个还是会……我不想再这样了。"

搭档看了她一会儿："你真的不想再这样了吗？"

女孩抬起头看着搭档："你认为我喜欢这样？"

搭档："记得上周你来的时候，你说希望能让自己更浅显一些，以便别人能更容易看透你、了解你，对吗？"

女孩狐疑地看着搭档，缓缓点了下头。

搭档："你不介意自己看一下那天的录像吧？"

女孩犹豫了一下点了点头。

搭档拉过活动支架上的手提电脑，找到那段视频，双击打开。

画面中，女孩稍微侧了下头，咬着嘴唇犹豫了几秒钟："他们总是觉得我有所保留，没投入真的感情……"

女孩一声不响地看着屏幕，而搭档则站在一边，以惯有的冷漠眼神观察着。过了一会儿，当画面放到她含着眼泪说："……我承认自己曾经有过那种……那种……挫折和打击，但是我会不惜用剩下的全部感情来换一份真心……"搭档按下了暂停键。

女孩不解地回望着搭档："怎么了？"

搭档看上去很严肃："你是说，'剩下的感情'，对吗？原来，是剩下的，而不是全新的？"

女孩愣住了。

搭档靠在桌边抱着肩微皱着眉，看了她好一阵才开口，语速很慢："我以为，花落会再开；我以为，冬去春会再来；我以为，月缺月会再圆。可惜，有人不这么认为。能够收到100%的感情是幸运的，而付出100%的感情是需要勇气的。因为，也许付出会得不到回报，也许根本那就是一场错误。但，我想说的是，若为此计较而裹足不前，那不可悲甚至可怕吗？假如我对你说：'我们来做个交换，我用我剩下的感情来换你的真心。'你会接受吗？你认为这是什么？这是感情吗？即便我不说出来，你也一定能感受到的，对吗？因为感情这种东西，是可以感受到的。所以，那些人在和你交往一段时间后只好选择离开……因为他们感受不到你的心……说到这儿，我很想问你一个问题：我们拿什么去爱？我们到底爱什么？"

她又愣了好一阵，几次张了张嘴但什么都没说出来。

搭档："感情的残羹剩饭，又能打动谁？你确定那是真诚的吗？或者，你管那叫成熟？但我不认为那是成熟。经过风雨后，依旧抱着最初的那份期待和向往，依旧还能带着纯洁而纯粹的心才是成熟，对吗？当然也许你认为不是，但我们都能肯定那份感情一定不是剩下的。因为我们都知道，真正的感情是不会耗尽的，是永不枯竭的。"他放开抱着的双肩慢慢蹲在女孩的面前，凝视着她的眼睛，声音很轻，"容颜会衰老，身材会改变，声音会沧桑，能继续让我们爱的，究竟是什么？也许，那该是一个和自己合拍的思想，不是吗？能在同一个波长交流，能在同一个频率振动，能在同一个临界点升华，能在同一个沸点沸腾，能在同一个燃点燃烧，是多幸福的一件事。我们要的，就是这个——感觉，是感觉。不用心体会，怎么能爱出感觉？不拿出热情、真诚来对待，又期望能得到什么样的回报呢？"

女孩如梦初醒般望着搭档。

搭档依旧凝视着她的眼睛："多年前，我有一个朋友和她先生曾经合写过一本书，至今我还记得为这本书作序的人写过这么一句话：'……这些文字，就像两只紧紧扣在一起的手。'这，才是我们要的东西。"

女孩含着泪点了点头。

搭档慢慢直起身，双手插在裤袋里但依旧目不转睛地望着她："好了，如果可以的话，我想再问一遍，我们拿什么去爱？我们到底爱什么？"

女孩走后我回到催眠室，那个大情圣正忙着拉开纱帘。

我："你最后那段真的很……哪儿抄来的？"

他："不，我临场发挥的。"

我："欸？真的？"

他回过头表情认真地点点头。

我："好吧……那一段……我觉得……你看上去是个情场高手……"

搭档没搭腔，而是拖过椅子坐下后吊儿郎当地把腿跷在桌子上，一脸平静地看着窗外。

我："你刚才的行为动作也是有特定含义的暗示吧？"

搭档点了点头："没错。"

"你别说，让我想想。"略微停了几秒钟后，我问，"虽然你的言论是把之前她对感情的认知和态度推翻，但是行为上却是：蹲下身以仰视的姿态，目的是尽可能地降低她对此的排斥。当你需要为自己刚刚说过的那些话定调的时候，就站起身以俯视的姿态面对她，以便让对方干脆放弃掉质疑。对吗？"

搭档转过头看了看我笑了："不愧是催眠高手，非常清楚这些小把戏。"

我端起水杯："看是看出来了，但我想不起来会这么用……你再多说点儿，她肯定爱上你了……或者她已经爱上你了。"

他没理我的调侃，随手拽过一本杂志胡乱翻着："你发现了吧，很多人对待感情上都有这种问题。"

我："你指投入？"

"嗯，只愿付出一点点剩下的冷餐，却希望得到全部。"杂志在他手里被翻得哗啦哗啦响。

我："其实……我们身边很多人在感情投入的问题上都会有点儿顾忌。"

搭档："所以很多人都是凑合着过的，我是指感情上。"

我："嗯，的确有。"

搭档："我最讨厌那种自己不愿意面对也强迫别人接受的状态了，什么'我受过伤害啊，你要有耐心啊，我很难再动感情啊，我的身体在你这里，允许我的心偶尔远离啊'一类的，很烂很垃圾。"

我笑了："你又抓住重点了。"

搭档："更蠢的是居然有人就接受了，而且做出一副宽厚的样子，纵容那些逃避的人继续逃避，找借口的人继续有借口。然后两人虚假地维持着某种状态，绝望地等待崩坏的那一天。"

我："……有那么夸张吗？不过，说起来似乎咱们处理这种情况也不少了。"

搭档："嗯，再等等，等收集足够多的素材就出本书，以中性身份，起那种一看就很文艺的笔名，以被害者口吻讲，通篇哀婉伤感，主要就是描绘被别人虐完后觉得全世界都对不起自己了，并以这个借口来虐别人，见一个虐一个，身后不是一条血路绝不算完。"

我忍不住笑出声："这算是哀伤文学吗？"

搭档："差不多，反正肯定畅销。"

我："那你打算给这本虐心集起个什么名字呢？"

他放下手里的杂志想了想，然后一本正经地看着我："《你假装身不由己，我假装深信不疑》。"

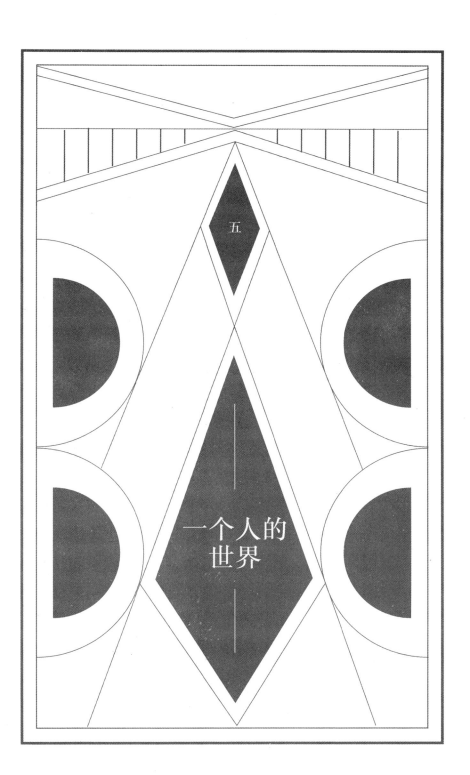

五

一个人的
世界

"梦，是什么？"这个看上去四十岁左右的男人问。他就坐在我面前。

　　对这个问题我回答得很谨慎："梦是一种心理活动。"

　　他："什么类型的心理活动？"

　　我："潜意识层面上的，大体上可以归属于潜意识在某种程度上的释放。"

　　他："那梦到底是不是真实的？"

　　我："嗯……倒不如说梦是一种真实内心活动的映射。"

　　他："听你的口气似乎有所保留，有什么没说吗？"

　　我一点儿也不惊讶他看出来了，所以干脆直言不讳："是这样，有一种观点认为梦是潜意识的释放，而潜意识才是主导我们行为的根源，所以，梦才是真实的，我们是虚幻的。"

　　他点点头："我明白了，一种理论上的解读。"

　　我："对，是这样，目前是纯理论上的。"

他张了张嘴又停下来想了想，然后表情凝重地看着我："如果，梦境跑出来了，怎么办？"

我被吓了一跳，看了一眼搭档，此时他也正望着我。

"你说什么？"我怀疑自己听错了。

三十分钟前，这个中年男人找到我们，平静地问了下心理咨询价格，然后付费，接下来跟我们聊——搭档这几天嗓子发炎，所以是我来接待——最开始的话题很普通，基本是关于生活、工作、兴趣、观点，等等。几分钟前聊到了梦的时候他突然开始有些不安了起来。而刚刚他提出了那个问题后，我开始不安起来——因为作为一个梦境的分析者和解读者，知道得越多，疑惑就越多——这几乎是所有催眠师的通病。

"我是说，如果梦境跟现实混在一起了怎么办？"他换了种说辞重复了一遍。

我："你……会把梦和现实混在一起吗？"

他叹了口气："我已经快分不清了。"

此时搭档用一种饶有兴趣的眼神看着他。

"是让你感到恐惧的吗？"我已经开始盘算怎么来进行催眠了。

他："什么？梦？不，梦的内容并不吓人。"

"嗯？"我愣了一下，"你记得？"

他："对，我记得很清楚。"

我："那是一个什么样的梦？"

他："嗯……是从某一个梦开始的，之后会断断续续地做那种梦……这样，我先从最初的那个梦开始说吧。"

我打开在手里攥了很久的本子："好。"

他："最初的梦是从我醒来开始的。我知道这听上去有点儿怪，但的确是从我醒来开始的。醒来后，我发现周围很安静，不是小环境的那种安静，而是彻底的安静，你能明白吧？就是那种没有任何声音的静。大多数时候我们能在家里听到各种各样的声音，水管流水的声音，楼上排水的声音，窗外的车声、人声，还有一些杂七杂八的声音，等等，只是那些都被我们忽略掉了而已。不过在梦里我醒来的时候，刚才提到的那些声音都没有了，非常静，所以我觉得不对劲儿。起来后转了一圈发现家里一个人都没有，我太太、小孩、保姆都不知道哪儿去了。从窗外看出去小区里也没有任何人。我觉得很怪，所以就跑到外面去看。小区里静悄悄的，没有一个人，然后我又跑到街上去看。你能想象出那个样子吗？在早高峰的时段，整个街道空无一人，有些车就停在路上，但车里没人，还有公交车靠在站台，车门开着，但是站台和车里都空荡荡的……呃……那种感觉……有点儿奇妙。"

我："你对此担心吗？"

他摇摇头："担心？不，一点儿也不，反而有一种说不出的轻松感。我不知道为什么会这么想，但的确是觉得很轻松。我检查每一辆车里，从每一户人家的窗口向里看，都是空的。没有尸体，没有丧尸，没有外星人，没有怪物，没有毁灭世界的机器人，也没有任何看起来不对劲儿的地方，什么都没有。唯一的问题就是：所有人就这么都消失了，除了我——

我清楚地记得当时有一种奇怪的预感：这个世界，整个世界就只有我一个人存在。那是一种非常奇妙的……呃……也许这么说不大恰当，但……好吧，你能理解吗？"

我认真设想了一下，然后点点头："的确是比较奇特……然后呢？"

他："我上了路边一辆开着门的车，车钥匙就扔在座位上，接下来我驾车转了一大圈。市中心，没人；商场，没人；餐馆，没人；电影院，没人；银行、警局、各种消费娱乐场所、图书馆、政府部门、机场，哪儿都没人。证实了一圈之后，我就开车撞开一个小商店，从里面拿了水和一包香烟，就坐在商店门口点上烟看着空荡荡的街道——对了，我已经戒烟七八年了——我点上烟坐在那里发愣，很想知道到底出了什么事儿。不过就算那时候也没觉得恐惧。想了好一阵我决定再进一步证实下，所以又开车去了五金店拿了很多工具，然后随便去了几个住宅区，撬开门，每家都是空荡荡的——也就是说，这个世界的确只有我存在，而其他人都不知道哪儿去了。连撬了好几户确定完之后我就开车回家了……嗯……很奇怪是吧，人在那种情况下居然还会选择回家，也许是因为熟悉吧！"

我："是这样，熟悉的环境会给人安全感。"

他笑了笑："反正我回去了，洗了个澡，找东西吃。其间还打开电视机看了看，有的频道什么都没有，不过大多数频道都在播放节目——我猜那只是电脑在按照设定好的时间表播放的，因为没有任何节目提到这个世界的人都哪儿去了。"

我："你试过打电话吗？在梦里。"

他："试过，我打过所有我认识的人的号码，没人接。后来又打了火警、匪警、急救电话，除了自动语音之外没有人接。"

我："听你刚才说的，水和电还都有，对吧？"

他："都有。"

我："确认这些之后，你有不安或者恐惧过吗？"

他："恐惧没有，但有那么一点点不安，不过……嗯……不安是一种莫名其妙的惭愧感，我也说不清为什么。"

"惭愧感？是不是你认为变成那样多少跟你有点儿关系？我指梦中那空荡荡的世界。"搭档哑着嗓子插了一句。

他转过头看着搭档认真想了想："可能吧，我真的说不清。"

搭档点点头："嗯，你继续。"

他："吃完东西后我仔细想了想有没有什么原因，但是没有头绪。因为我没看到任何异常情况……对了，我还去过地铁站，里面也是空的，一个人都没有。然后我换好衣服，决定去找一些武器来，这么做是因为我不知道会发生什么，所以才找武器……嗯……也算是正常吧？在市区很难找到卡车，于是我先换了辆公交车，开到五金店，弄了一堆切割工具在车上，然后又开车去公安局和武警驻地。"他自嘲地笑了下，"在梦里我表现得很冷静，是吧？"

我明知故问："为什么这么说？"

他："因为……嗯……枪支弹药那种东西，我觉得应该是锁起来的，至少不会摆在什么容易拿到的地方，所以就先去找切割工具……醒来后自己也觉得很……你明白吧？"

我点了下头："嗯，是的，条理清晰。接下来呢？"

他："最初那个梦……就到这里结束了，因为我听到自己手机响，其实是闹钟，然后就醒了。"

我："从这之后的这类梦都是什么样的？"

他："大多都是某种程度上的延续，我一个人在生活，弄到了武器，开始囤积各种食物，而且还在有意识地把一栋房子改成堡垒。"

我："为什么要改成堡垒呢？出现了什么威胁性的东西吗？"

他低下头认真地回忆了一会儿："我不记得有，但是我怕会有什么事情发生，毕竟这个世界的其他人都消失了，也许有什么奇怪的、我没发现的东西也说不定，所以还是要防范下比较好。"

搭档使了个眼色，我看懂了。

我："说说你那个'堡垒'吧。"

"具体是从哪天开始的我不记得了，"他靠回到椅背上双手插在裤兜里认真回想，"在某个梦里，我开车四处转，最后在郊区找到一栋独立的房子。那栋房子看上去很结实，是水泥浇筑的——我是学建筑的，所以能看出来，那栋房子真的很结实，它窗户相对少，而且只有两层……反正仔细检查过后我就选定那里了。嗯……在梦里对时间上的概念很模糊，所以我也不清楚到底花了多久，反正是一点点弄的。先是从别处拆出很多金属围栏，把围栏立杆切割下来拆分成一根根长矛，然后浇筑在水泥墩子上，挨个埋到地下，只斜着露出长矛部分。这些有上百根，我隐约记得花了很久很久。然后在那些长矛之间挂满带刺的铁丝网，我从一个工地搬来七八十卷带刺的铁网……在梦里。"

"这么复杂？"我忍不住惊讶了一下。

他不好意思地笑了笑："嗯，就是这么复杂，长矛底部的水泥墩都是我花时间一个个浇筑好，然后用起重机和重型卡车搬来的，花去了很多时间。"

搭档先是清了下嗓子，然后问了一句："整个过程很清晰吗？"

他："嗯……大体上吧，感觉有点儿像电影。就是做第一个的时候有很细致的过程，而做后面那些的过程就被忽略掉了……有点儿奇怪是吧？"

搭档没吭声，而是对我点点头。

我："嗯，然后呢？还有吗？"

他："然后我在最外围又挖了一道壕沟，里面灌满水，水下……呃……铺了大量的碎玻璃和铁钉……是不是有点儿心理扭曲？"

"那只是梦。"我安慰他。

他不好意思地笑了，似乎松了口气："接下来我开始改造那栋房子。具体的就不说了，例如足够多的监控设备、太阳能电池板和储电设备、净化水和空气的设备、取暖设备。外墙被我刷成暗色；窗口都重新改造得更小，门全部加固、加栏杆，并且通电；地下室改造成储藏间，囤积了非常多的食物和水、药品；房间里重新铺设了阻燃材料……最后，我把枪支和其他各种武器弹药都搬来了，多少我记不清了，反正大约占满整个一层。基本上就这样。"

"你哪儿得来的这些知识？很多一般人都想不到的。"我好奇地看着他。

"嗯……"他咬着下唇想了想，"我本身是学建筑设计的，其他的知识……也许是看电影或者看书得来的，记不清了。"

我："现在呢？你那个'堡垒'改造完了吗？"

他："上一次做这个梦的时候，我正尝试着在房顶加装自动射击的设备。那个比较麻烦，我没找到远程控制的自动射击武器，所以只能自己造一些比较简陋的电力机械装置来配合枪……反正目的是我在地下室就能直接操纵房顶上的所有火力。"

眼前这个男人在梦中所做的一切都非常有条理并且清晰，清晰到这听起来几乎不像是个梦，而是某种实质上的细节。

我点点头："的确很少见的梦，并且是有延续性的那种……有多久了？"

他："三年多了。"

我："对此感到厌倦或者疲倦吗？"

他："一点儿也不。"

我："你刚刚说过'梦境跑出来了'，怎么解释？"

他："最初的时候我只是想想，因为那个梦很有意思，后来突然有一天我觉得梦里的那种事情也许……嗯……我是说也许真的会发生……"

我愣了一下，看着他："你是说……"

他："最开始我只是想想而已。"

我："到什么程度？"

他："我说了我是学建筑有关的，所以我开始画图，尝试着把梦里……那个更完善。"

我："只是这样？"

他："不只这样……"

我："例如？"

他："我开始物色房子……我是指梦里那种可以改造的……"

"你太太了解这点吗？"搭档清了清嗓子又插了进来。

他："她知道，为此我们已经吵了无数次，所以我决定偷偷做准备。"

搭档显得有些吃惊："你不会真的……"

他："是的，我找了一处隐蔽的地方，开始准备了。"

搭档抬手挠了挠额头，看了看我后继续追问他："目前已经改造到什么程度？"

他："我在远郊找到并租了一块地，然后拆了原来那栋房子，自己设计然后建了一栋那种房子。"

我："梦中那样的？"

他："是的。"

我看着搭档，很显然他也一脸混乱的表情，因为我们都没遇到过这种情况。

我："建完了？"

他点点头。

我："你不是真的弄来枪支弹药吧？那是违法的。"

他："没有，但是预留出位置了。我查了目前国内警察、武警都会配备什么样的装备，然后按照那些资料设计好预留囤积位置和将来改造后的射击位置。"

搭档皱着眉想了一会儿后问："彻底完工了吗？"

他："基本上，最近几个月都在囤积食物和燃料……"

搭档："看样子你已经沉浸于此了，那你为什么来找我们呢？"

他："嗯……就在某天，我正在研究机械装置的时候，我突然觉得自己……似乎……嗯……不大正常……毕竟……嗯……如果仅仅是做梦也就算了，但是现实生活中……所以……所以就……你们明白了吧？"

搭档点点头："我懂了。"

搭档看着我送他出门后愣了会儿神，然后一口气喝了一大杯水。

我回到他对面坐下："很独特的一个心理问题。按照以往的经验，通常这种梦是孤独症一类的潜藏心理问题所导致的，但是他正相反，会不会是孤独感触发了某种防御机制？"

搭档："你指的是反向生成？"

我："对。"

搭档："嗯……不过，在描述的时候他没有那种扭曲的快意，也没有病态的兴奋状，所以我认为反向生成的可能性不大。要不……给他催眠？"

我诧异地看着他："催眠？但是我找不到问题点怎么催眠？你已经找到了？"

"不……"搭档捏着自己喉部，脸色看上去很不好，"我也不清楚问题在哪儿，目前为止找不到重点……"

我："催眠……假如只是纯粹还原的话，没意义吧……他清晰地记得梦境内容，并且我觉得他说的是可信的。"

"嗯……"他皱着眉艰难地做了个吞咽动作。

我："你脸色很不好，可能药劲儿上来了脑子乱，理不清楚头绪。要不你先休息下，等你好点儿咱们再说这个事儿。"

搭档："……我想抽根烟……"

我摇头："不行，忍着。"

搭档叹了口气："那我去催眠室睡一会儿。"

他睡了足足三个小时，直到傍晚才醒来。

"他下次什么时候来？"搭档顶着一头乱糟糟的头发从催眠室出来了。听声音他似乎好了很多。

我放下手里的书："没约呢，因为不知道你什么时候能好点儿，问询不是我的强项。"

搭档脱了鞋缩在会客沙发上蜷成一团："明天有空期吗？约明儿吧！"

我："明天……你真的可以吗？再说明天下午我要外出。"

搭档："嗯？外出？哦……哦哦……那个公司固定的员工心理咨询是吧？"

我："对，而且，因为你嗓子发炎，所以后面几天诊所的各种预约都推了，也就是说接下来一周都有时间……要不往后安排？主要是你现在这样行吗？虽然听起来你嗓子似乎好点儿了。"

搭档抽了抽鼻子："嗯，好多了，我没事儿。没关系，你去你的吧，还是帮我把他约到明天，明天下午我过来。"

我："嗯，你决定。"

搭档歪着头想了一会儿："刚刚我仔细捋了一下，发现咱们欠缺他日常生活这部分的信息。而且还有，我确定应该不是反向生成机制。"

我："确定的理由？"

搭档端起水杯："第一，假如是反向生成心理，那么在他生活中应该有个原触发点，但他没有丝毫、哪怕是无意识地提到过，而是完全沉浸在梦境中；第二，睡前我说过，对于梦中的孤独状态他没有任何快意或者扭曲的兴奋感，而是很冷静、有条不紊地开始一点点适应；第三，虽然从过多的细节设定这点来看的确有反向生成嫌疑，但综合前面两点，我认为应该是具有别的含义，而不是某种程度上的意淫；第四，他提到过有不安感，但是自己也说不清到底是从哪儿来的不安，这个也许正是真正的问题核心。但到底是什么我们现在没法知道，反推是不可能的，只能从他提供给我们的表象当中寻找细枝末节。接下来，等到明天所有问题由我来问，重点就是他的日常生活。只要知道得够多，我一定能从里面找出那看似无序中的蛛丝马迹。今天可能我反应过于迟钝，否则应该今天就能找到问题了。这么说不是我多自负，而是他并非那种隐藏式的心理机制，只是搞不明白自己这种状态是由什么心理成因转移过来的。"

"嗯……"我点点头，"说到这儿我想起那个问询时被我忘记的重点。"

搭档："哪个？"

我："按理说，他梦中的情感部分不应该消失掉，对吧？你看他没试图找过太太和小孩，也没更多地去找过家人和朋友，就飞快地接了梦中那种设定，是不是这本身也是问题？"

搭档咬着下唇："嗯……你说得没错，的确是……这样，直到明天他来之前，假如有什么我没想到或者疏忽的，你告诉我。等我明儿中午来的时候，咱俩先碰一下。"

我："OK。明天约到几点？"

搭档扫了一眼墙上的挂钟："两点半。你几点出门？"

我："三点。"

搭档点了下头："OK，我来跟他说。"

第二天下午，书房。

搭档依靠足够多的咖啡才抑制住感冒药所带来的困顿感，所以现在他看上去勉强还算正常地坐在桌子后面，而那个"唯一的幸存者"依旧是昨天的表情——平静中透出一丝不安。

"记得昨天你说从事建筑设计职业，对吧？"差不多进行了半个小时的闲谈，搭档开始切入正题，"一直从事这行吗？"

他点点头："嗯，有年头了，已经差不多二十年了。"

搭档："看你的生活条件，你应该做得不错。"

他笑了笑："说得过去吧。"

搭档："你对此满意吗？"他故意把问题问得含混不清。

他："你是说我的工作？嗯，挺满意的。"

搭档："不只工作，我指的是你的生活。"

他想了想："还不错，基本上没有什么缺憾。"

搭档："关于你太太和小孩，可以说说吗？"

他："当然可以。我太太曾经是我工作室的助理，结婚后依旧是我助理，生活和工作上都给了我很多帮助。我儿子……嗯……我知道所有的父母都会认为自己的孩子很优秀，但我儿子是真的优秀，非常聪明，继承了我们俩的优点和天赋。"

搭档："你儿子有几岁？"

他："十岁。"

搭档："哦，看来你对家庭生活还是很满意的，的确没什么问题。那，你的同事、同行还有朋友呢？都还好吗？我指和你的人际关系。"

他："人际关系……我觉得自己情商还算……不错吧，人际上没有不愉快或者树敌，哪怕是才接触不久的陌生人也都能和我聊得很好。对于这点我还是很自豪的，我不是一个高傲或者冷漠，难以接触的人。"

搭档："父母兄弟姐妹呢？有吗？"

他："我是独子，父母身体都还不错。"

搭档："亲戚多吗？"

他："呃，不少。"

搭档："你太太那边的？"

他："我们俩两边都有很多亲戚。"

搭档："平时应酬多吗？"

他："还算好吧。"

搭档："那是多还是少？"

他停下想了一会儿："不算少。"

"是纯应酬还是……"搭档似乎对这个问题很感兴趣，我却没发现什么特殊的地方。

他轻微地叹了口气："大概是我人缘相对比较好吧，一些朋友有点儿什么事儿都会对我说，或者拉上我，这种情况比较多。有好处也有坏处，所以……没办法的。"

搭档："其实很无聊，对吧？"

他抿了抿嘴："不能这么说。"

搭档似笑非笑地看着他的眼睛："你有多久没独处了？"

他眼里似乎有什么东西一闪而过："记不得了，没太久吧……"

搭档："真的吗？"听到这儿我好像明白点儿什么了。

他静静地坐了一会儿，点点头："应该不是很久。"

搭档笑了："在梦里？"

虽然他脸上依然挂着习惯性的微笑，但看上去很不自然，因为他眼里所闪烁的是一种无奈和沮丧，还有那么一点点尴尬。

搭档："其实，不需要建那么一个堡垒的，也不需要让一切都消失掉的。"

他犹豫了几秒钟后迟疑地看着搭档："那我该怎么做？"

搭档靠回到椅背上，双手扣在一起伸出一根手指："那要看你是想要我们帮你延续梦呢，还是给你个独处的空间。"

我看了下时间，起身对他们点了点头，然后出了书房，并替他们关上门。

"顺利吗？"我放下外套，接了一杯热水放到搭档面前。

"嗯……"从进门就看到搭档一副标准感冒发烧病恹恹的样子在催眠室的大沙发上瘫坐着，"我不太舒服，不知道咖啡能扛多久，所以抓住问题点赶紧深入。怕一会儿药劲儿上来又不清晰了。"

我："有一部分我还是听懂了。"

搭档："当然！否则我不会找你合作。"

我："而且我觉得，其实他是孤独的，很孤独的那种，理论上他应该没什么能真正交心的朋友的。"

搭档："嗯，他自己很清楚这点，但，很有趣，能让他获得心理满足的，却是独处——他需要独处来让心里那份孤独感合拍，这个很有意思，心理上的和感受上的同频。为此他甚至对梦中独自生活的那种期待，已经跑出来延续到生活中了。"

"嗯，是的，虽然是孤独的，但这个人的方式却是从独处的状态中来获取某种程度上的满足。"我拖过一把椅子坐到他斜对面，"真的那么重要吗？独处？"

他一本正经地看着我，缓慢地点点头："很重要，那是唯一能够面对自我的时刻。"

我："说得那么神圣。"

搭档："是真的，我觉得英国有一句谚语说得很对——独处的时候是离上帝最近的时候。"

我："有这句话吗？"

搭档把杯子捧在手里："我记得有，大概那个意思吧。昨天他说那个梦的时候我就隐约觉得是这方面有问题，但是脑子反应迟钝，没抓住点，否则昨天我就把今儿的问题都问了，顺便也就解决了。重点其实就在于那个防范的堡垒。"

我："你是指身处在堡垒中？"

搭档："不，是那个过程本身。你不觉得他很享受那一切吗？"

"嗯……"我想了想点点头，"的确是。"

搭档："其实他非常渴望能自己安安静静地做点儿什么，甚至是体力劳动，因为通常情况下人在进行体力劳动的时候大脑是偏于空闲状态的，可以想很多乱七八糟的东西，虽然看起来没什么意义，但实际上那是非常重要的一个清理过程，类似于电脑的磁盘清理——这样才能释放出更多的磁盘空间。"

我："这也是我费解的地方，他的生活已经很优越了……"

搭档打断我："人不是纯物质的，需要精神层面的东西，但那很难形容，而且不受物质控制。从他的知识量看，他是个聪明人，了解很多，头脑清晰，但是正因如此他才更需要释放，但实际情况是他没有那个时间。你想啊，自己老婆是助理，亲戚朋友都爱拉着他吃饭喝茶说点儿什么事儿……这种生活节奏，他的自我空间几乎被压缩为零。但是偏偏他又是一个情商比较高的人，下意识地不去拒绝这些，所以导致他几乎没有独处的时间来整理并释放自己那庞大的信息库。So……那个梦，长达几年的、断断续续的梦满足了他这个心愿——所有的人都消失了，不知道哪儿去了，包括自己家人，他无须再有任何应酬，无须再在别人面前装出什么，完全做自己。重新开始抽烟，开车撞开商店，去找武器，利用自己庞杂的知识建造堡垒，堆砌出一个复杂的防御工事。不过，唯一暴露出这点的是他所提到过的：莫名其妙的不安和愧疚感，因为他觉得这样似乎太自私了——为了能够独处让全世界的人都消失掉了。但也正是因此才印证了一句话。"

我："哪句话？"

搭档："那些看上去对每个人都好的人，其实最无情。你还记得他说过吗？说自己不是一个高傲冷漠的人，实际他骨子里就是那种人。"

我："嗯，越是强调的，越是问题所在。"

搭档："所以他的生活分裂成了两个部分，现实和梦中。假如没有梦中那'一个人的世界'，他可能早就崩溃了。"

我："他不是已经临近崩溃了吗？在现实中开始……"

"不不，那不是。"搭档打断我，"那只是他逐渐不满足于在梦中享受独处罢了，他潜意识里很清楚那无法根除自己的问题，所以他像梦中那样，开始真正地建造那么个堡垒，真正地一点点去完善每个细节，其实本质就在于：干这一切需要真正的独处时间、空间，只有这样才能来化解掉他的问题。"

我："所以？"

搭档："所以我决定每周一让他来诊所自己待着。"

我："啊？"

搭档："反正周一我们也不营业。"

我迟疑了一下："你觉得……这样……"

搭档："你就放心吧，他的身份和自尊不允许他做出任何龌龊的事，而且我们照样收费。把诊所不营业的时间利用起来并且有收入不好吗？你不用担心这个，他下周来的时候由我和他说明好了，包括费用问题。"

我："好吧……既然你已经决定了……不过我有点儿好奇，他都会干吗？"

搭档挂着一脸狡猾的笑容把平板电脑递给我："订购一些摄像头来，我也感兴趣。"

我接过平板电脑摇摇头："你呀……"

搭档："我记得老师跟我说过，成年男人需要每周大约不低于连续七小时的独处时间才能缓解掉压力，否则心理上就会出现问题。"

"嗯……"我点点头，"不过我觉得你……你应该是正相反。你独处时间过长，所以也会……有某种程度上的心理问题。"

搭档："有吗？"

我："除了我你还跟谁有频繁交集？没有了吧？偶尔的同学和同行聚会你肯定一律推掉的。"

搭档："呃……你怎么知道的……"

我笑了："你就是这样的人。"

搭档："……你是说，我的确需要做点儿什么改变一下？"

我："当然，最好有个调整或者改变。"

搭档捧着杯子喝了一口水："唔……不过这种事应该是循序渐进的吧？我该怎么开始？"

我："试着多一些社交行为。"

搭档："不去，无聊透了。还有别的吗？"

"你……"我叹了口气，"要不你可以试着先从饲养动物开始。"

搭档一脸茫然："养什么动物？"

我："试着养条狗什么的，缓解这种情况都是从养狗开始的。"

他飞快地摇头："我又不是自闭症……不不，我受不了狗，狗太热情了。"

我："那就养猫好了。"

他想了想："这个可以考虑，猫似乎好一些……吧？"

我："要我帮你找一只吗？"

搭档："嗯……可是……可是我时间上不见得能……而且我没什么耐心，又没那个照顾它的精力……"

我耐心地劝导："之所以让你养动物正是要培养这些。"

搭档："呃……要不这样吧，咱俩商量一下，我可不可以把猫寄养在你那里？所有费用都我出。等我心情不好或者心情很好的时候我就去逗逗它，成吗？"

我重新拿起平板电脑懒得再理他。

"怎么了？"他不解地看着我。

我看着屏幕头也没抬："你那不叫养猫，你那叫嫖猫。"

他愣了几秒钟，扑哧一下笑了。

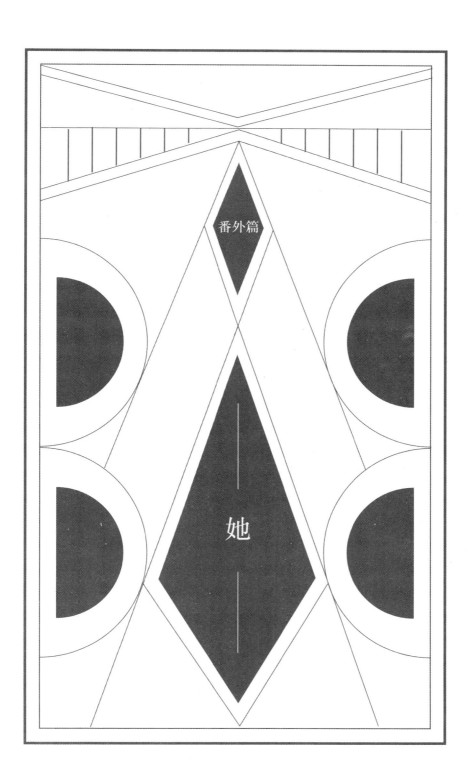

番外篇

她

听到敲门声我放下手机，起身，打开门。门外是一个看上去和我年纪差不多，身着半正式套装的女人。

"你好。"她笑得很好看，而且有一种说不出的亲和力。

"你好，请进。"说着我把她让了进来。

进来后她好奇地打量着接待室——那个好奇的表情我好像在哪儿见过。

"这边。"我带她到接待用的双人沙发上。

"原来这里是这个样子啊。"她边说边对我笑了笑，然后手掌压住套装裙子的后摆慢慢坐了下来，但没有停止好奇地四下打量。

"水？饮料？"我在小冰箱前扭过头询问。

"你就是催眠师？"她并没回答我。

"呃，是的，我是催眠师。"我倒了杯水放到她面前，"你怎么知道的？是朋友介绍你来的？"

她："不，我自己找来的。"

我点点头："哦，听起来你似乎知道我们……听说过？"

她收回目光面带微笑看着我："听说过。"

"嗯，那，是这样，"说着我欠身拿过本子和笔，"这家心理诊所是我和我的搭档一起开的，我是催眠师，他是心理分析师。不过十几分钟前他出去了，但应该很快就会回来，稍等一下。请问你是有什么问题来咨询的吗？或者只是想先了解一下？"

"我知道你的搭档。"她的笑容真的有一种说不出的亲和力，"但我不是来问诊的，就是来看看。"

她似乎不是在说谎，也不是在掩饰什么，看上去应该是真的，但是……看我的眼神有点儿……有点儿审视的意味，并非恶意或者不信任的那种，我也说不明白。

我："……那，要不你稍等一下，等我的搭档回来，有什么想说的或者你感兴趣的可以问问他……"这时搭档举着两个冰激凌回来了。

"哎，刚才……"他看到那个女人愣了，脸色随之沉下来，"你怎么来了？"

她站起身看着搭档笑了："我为什么就不能来？"

搭档一脸无奈地用脚关上门："你在打扰我工作。"

"吃着冰激凌工作。"说着她对搭档手里的冰激凌努了努下巴，笑得更开心了，"我就是顺道来看看。"

搭档摇摇头，把一个冰激凌塞到我手里，自顾自地坐到办公桌后面那把椅子上，旁若无人地舔掉冰激凌的尖儿。

我有点儿尴尬，犹豫了几秒钟后把冰激凌递向她："呃……你要吃吗？"接下来觉得这样做很蠢，但手又缩不回来了。

"她不爱吃甜食。"搭档眼也没抬，继续舔着手上的冰激凌。

她点点头："谢谢，你吃吧，我的确不喜欢甜食。"

"我这里没坚果。"听起来搭档对这个女人似乎很不客气。

漂亮的她重新坐回到沙发上："没关系，我现在也不想吃。"

搭档："找我什么事儿？"

她："我说了，我就是来看看的……不不，你不用避开，真的没什么。"说着她制止了我要起身去书房的动作。

搭档："我有什么好看的？"

她："听说你这几年做得不错，而且还有个可靠的人帮你。然后我就问到了地址，再然后，正好今天路过，就来看看。"

搭档："嗯哼，现在看完了？"

她笑了："你呀，什么时候说话能不这么刻薄？"

搭档："至少我也没跑到你的办公室去打扰你。"

她："因为即便我要你去，你也不会去。"

搭档："你那儿也没什么好玩的。"

她："你从来没去过怎么知道？"

搭档："猜也猜得出。"

她始终带着那种亲和的笑容："你真是一点儿也没变。我们三年没见面了，是吗？"

"嗯哼。"搭档换了个姿势继续认真舔着冰激凌，"那又怎样？反正我也没变样。"

"所幸的是，你有个靠谱的搭档。"说着她看了看我，脸上的笑意更深了。

我有点儿不好意思。

"当然，"搭档停下动作看着她，"我不会看错人的。"

她："不，我指的是他的性格。"

搭档摇摇头："又来了，说吧，到底干吗来了？"

她："说了，好奇，顺便看看你改没改那个臭脾气。"

搭档："你这个人……"

她打断他："你该叫我——姐姐。"

我先是被吓了一跳，紧跟着也明白了她那个四处打量好奇的表情好像在哪儿见过了——我的确见过——和搭档一模一样！

搭档眼睛看向别处叹了口气。

"很无奈？"她带着戏谑的表情歪了下头，"怎么？又触动你小小的自尊心了？"

"在你面前我还有自尊心？"听上去搭档是一副耍赖的腔调，看来这真是他姐。

她："但你要感谢我，正是因为我你才一头扎进心理这个领域的，不是吗？"

她绕开尖锐点反问的方式也和搭档一模一样。

搭档："那是因为我喜欢这类东西。"

她："之前你并不知道你喜欢。"

搭档："那是因为我还没尝试。"

她："那也是因为我你才去尝试的。"

搭档："毕竟那会儿我还小……"

她笑了："年龄什么时候成为你的借口了？你不是从来不屑这点的吗？"

搭档看了一会儿手里没舔完的冰激凌，兴致索然地把它塞进垃圾桶后回过头："对你不一样，面对你的时候，年龄所带来的阅历是重要筹码之一。"

她："还是那么争强好胜，而且浪费食物。"

搭档："你把我搞得一点儿食欲都没有！这不是争强好胜，而是我更希望自己解开谜底。"

她："例如？"

搭档："没有例如。"

她："我知道了，你是指那个自闭的人吗？"

搭档："不不，他不是自闭，至少自闭不是原因，第欧根尼综合征[1]才是根源。"

她："他又不是老年人。"

搭档："那可不是老年人独有的心理问题，自我认知上的老龄化就够了。"

她："那暴力倾向呢？怎么解释？"

---

1 第欧根尼综合征：主要出现在老年人身上，有时会伴随老年痴呆症。症状大多表现为极度自卑，生活脏乱，强迫性的囤积行为，隐居欲望，拒绝他人帮助，等等。

搭档："因自卑而产生的自卫行为。"

她："极度防御？嗯……有道理，但是他对此表现出来的不是实施暴力之后的恐惧，而是莫名的快感。"

搭档："你被他的表情迷惑了。暴力行为和暴力心理是两回事儿。暴力在进行时，人会有亢奋情绪——进化过程中慢慢被遮盖起来的野性被激活了，而之后要有一段时间才能消退下去并厌恶自己的行为——所以你会看到那个亢奋的样子。但暴力心理却是伺机寻找发泄暴力的机会。他平时的状态是那种寻衅的状态吗？不是，正像你说的，是自闭状态。所以我断定他的暴力倾向是自卑而产生的极端自卫行为。"

"自卑产生的……嗯……"她认真想了几秒钟，"有道理……不错嘛，比15岁那年强很多。"

搭档："这就是年龄和阅历才能弥补的差异。"

"差异？"她笑了，"我知道你指的是什么了。什么时候你才能不纠结于智商这个问题点？"

搭档："不要再强调智商问题，测的那几次我们不相上下，胜负各半。"

她："真的是各半吗？"

"差不多就那意思。"这是我头一次看到他含糊其词来掩盖问题点。

"你呀，在含糊其词。好吧，那我戳你的痛点好了……"她也察觉到了。

搭档："啊，又来了！不就比我早一岁拿到学位吗……"

她："两个学位都比你早一岁。"

搭档："好吧好吧，你很了不起！20岁就拿到两个名校学位。嘁！"说着他把腿跷到桌子上。

她笑眯眯地看着搭档："我从未在乎这点，是你很早就不爽这件事，并且因此疏远我。"

"那你还故意提？"搭档一副继续要赖的嘴脸。

她："我就是故意提的，你生气的时候看上去最可爱。"

搭档："无聊至极的恶趣味。"

我目瞪口呆地看着这姐弟俩，先是搜肠刮肚地想了半天他们提到过的那个生僻的词汇，又努力从中清理出线索才勉强听明白说的大概是什么意思。然后觉得眼前的这俩人很可怕。

她："不过，我不想打击你，那个人的确不是第欧根尼综合征，他真的是长期情感缺失后逐渐把自己边缘化的那种自闭，只是相对严重得多。"

搭档："反正他已经死了，死无对证。"

她："不，有，我们都见过，他生活并不邋遢，也不脏乱。"

搭档："那囤积行为怎么解释？"

她："囤积物井井有条，分门别类，那个整洁程度你看到过。"

搭档："假如他本身就有洁癖呢？"

她："你忘了一点，第欧根尼综合征最大的特征就是：自弃。"

搭档："你也忽略了一点，他是清教徒。"

"嗯？"她一下愣住了。

搭档得意地笑了："怎么样？没留意吧，仔细想想，他墙上挂的那个十字架，想起来了吗？"

她："那个十字架我记得，但上面没有受难基督吗……"

"没有，只有十字架！"搭档的嘴角微微上扬——和她一模一样。

她低下头用食指轻敲了几下额头后看着搭档笑了："我知道了，但你应该更仔细一点儿，那是一个有受难基督的十字架。"

搭档："不可能。"

她："再想想。"

搭档："不需要，我确定，因为印象很深。"

她："真的？"

搭档："当然！"

她："很好，那你告诉我是什么样的？"

搭档："有意思吗？你到底想说什么？"

她："那个挂在墙上的十字架，有点儿不平，翘起来，对吗？"

"那又怎么样……"突然搭档愣住了，"嗯……好像是的……"

她伸出两个手指在脸颊一侧做个了胜利的姿势，非常可爱。

搭档："喊，我那会儿才 15 岁，很容易忽略这种……"

她："又拿年龄说事儿？那么对于细节的观察跟年龄……"

搭档："好吧，算你说对了。"

我实在忍不住了，打断他们的对话："不好意思，我没明白，怎么回事儿？"

搭档的姐姐转过头看着我："你指十字架？我们说的是一个有受难基

督的十字架，但是被翻过来了，所以挂在墙面上看起来不是很平，翘起来。真抱歉，这是我们原来常玩的记忆还原游戏。比谁观察到的细节更多，并且推测一些人的问题出在什么地方——你这个可爱的搭档就是因此才进入到现在这个领域的——他总想赢过我……"

搭档打断她："我赢过你。"

她："几次？"

搭档："不记得了。"

她："又忽略细节了？"

搭档沮丧地看向别处："两次。"

我发现这个女人能精准地把握到搭档的弱点，毫不犹豫地掌握住，并且以此来制伏他——除了他的老师外我从未见过还有谁能让这家伙这么狼狈。

她转回头："喏，你明白？就是这样。而刚刚我们说的那个人是……"她瞟了一眼搭档："你说还是我说？"

"啊，无聊！我去洗手间。"说着他站起身去了洗手间。

搭档的姐姐再次微笑着看向我："他这个臭脾气能忍的人不多。好了，我来说吧，刚刚我们说的那个事情是这样：我们有一个远亲，是个天主教徒，原本是一切都还好，后来因为家人的病故，无数次祈祷奇迹的发生，然后你知道，并没有结果。所以他对信仰表现出失望所带来的愤怒——墙上依旧挂着基督受难的十字架，但是却扣过去了。生活上他开始某种程度上的自我放逐，尽可能不与人交往，悲观，慢慢陷入到一种自闭的状态。这期间他开始出现仿佛老年人易得的第欧根尼综合征所表现出的那样：离群索居、囤积行为——用过的瓶瓶罐罐都单独摆放，报纸杂志不舍弃，等等——可是又不是第欧根尼综合征，因为那种症状最大的特征是避世，但他并没有。有时候他反而表现出莫名亢奋，例如与人争论的时候。由于他思维敏捷、知识面庞杂，加上口才很好，所以争论的结果往往是他获胜。但其实他要获胜真正的目的是：为了具有发言的权威性，这样就可以向别人灌输那些反天主教的东西了。你跟得上我在说什么吧？"

我点点头："到此为止都 OK，然后呢？"

她："嗯，而他有时候表现出的暴力行为又不是真正意义上的暴力心理，也不是为了某种情绪发泄，而是因为：施暴是反教义的……所以我对他的判断是极端心理问题，并非第欧根尼综合征。至于刚刚我们说的关于十字架那部分，那个可爱的小家伙以为他是清教徒——清教徒严格遵循加尔文 2 教义，认为《圣经》才最具有权威性，排斥任何个人或团体的崇拜行为——相当数量的清教徒不会立像，也不崇拜神像或者十字架，而悬挂十字架只是为了纪念基督受难……嗯……说起来有点儿复杂，是这样：他以为那个亲戚是因为家人去世而成为一个极端教派的清教徒，用一种苦修和自我放逐的方式赎罪——把家人的去世归罪于自己不够虔诚，所以还没有步入老年就因心态的老龄化而慢慢成为了第欧根尼综合征。关于他偶尔的暴力行为的解释是：由于别人对他信仰的质疑，以及他因自责而产生的自卑的反弹。可这个推论是错的，因为墙上那个十字架，只是扣过去了而已……可爱的小家伙忽略了这点……我是不是说得有点儿绕？但愿你听明白了。"

2　约翰·加尔文，著名的宗教改革者，清教教派的创始人之一。

我几乎立刻就厘清了："没有问题，你继续。"

她笑了笑："难怪他选你做搭档。基本上那个亲戚的情况就是：他是一个出于个人原因的弃神者，并因此让自己成为了一个自闭状态的人，酗酒、反信仰、反教义、用愤怒的方式来掩盖那颗可怜的、泪痕斑驳的心。"

我想了想："那怎么解释囤积行为呢？"

她："教义提倡清洁的生活，所以他故意反着做。不过由于生活习性，他无法做到让自己生活在一个垃圾堆中——也很可能他去世的亲人不喜欢脏乱，或者他所住的地方有某种情感上的象征意义，所以他对反教义的执行做了形式上的抗拒。"

我："明白了……很可怕……"

她："那个亲戚？并不可怕，其实他对我们还很好，只是有一次无意间我们听说了他的暴力行为后很震惊，然后我们俩开始有意地去观察……"

我打断她："不，我指你们俩。"

她愣了一下："没有吧，我弟弟是不是很可爱？我……也算是可爱吧？哈哈！"

很显然，她的性格和情商都远远好过我那个搭档。

我："这个案例现在的情况呢？"

她："那个亲戚去世很久了。"

这时，搭档从洗手间出来了："所以她才仗着自己比我大，对细节的关注更多，然后做这种无聊的游戏。"

她笑着摇摇头："那些细节你也记得，不是吗？但却被你忽略了。"

他抬手把揉成一团的擦手纸扔进垃圾桶："那时候我才十几岁而已。"

她："那时候我也才十几岁，比你大两岁而已。"

搭档重新坐回到办公桌后面的椅子上："你知道那两年的经验意味着什么吗？"

"你呀……"她歪着头看着搭档，"永远都是这副德行。"

搭档："你到底干吗来了？找我就是为了跟我辩论那个案例吗？"

她："是你挑起来的这个话题，而不是我。"

搭档："我只是提出另一种可能性……啊……真烦人！我再也不跟你聊这个案例了！"

她："好了，看你很好我就放心了，关键是你有了一个可靠的'中和者'。"说着她看了看我。

搭档："是啊是啊，我一个人在社会上闯荡你怎么能放心呢？"

她含着笑意抿了抿嘴，站起身从包里拿出一张名片放到搭档面前："过几天这个人可能会来找你咨询一下心理问题。"

"我就说吧……"他歪着头瞟了一眼那张名片，"头衔挺高，不接。"

"这个人很有钱，并且希望做一个长期的心理健复。你真不接？"说着她做出伸手要去拿回名片的动作。

搭档快速随手抓起一个本子扔名片上盖住："我考虑下。"

"这就对了。"她笑眯眯地欠身摸了摸搭档的头发，搭档躲了一下，但没能躲开。

"我走了。"说着她从包里掏出一张名片递给我，"有什么事情需要的话，可以打电话给我。"说完她又回头看了一眼搭档："你也是。"

搭档百无聊赖地抓过一本杂志，打开，举到眼前挡住脸。

我寒暄了几句起身送她到楼下。

挥手前她按下车窗眯着眼看了看我，说道："他的确很会看人。"

"呃……"我不知道该怎么答这句话。

回到诊所我发现搭档跑到催眠室的大沙发上躺着去了，脸上盖着刚刚那本杂志。

我端着杯水靠在窗边看着他。

"怎么了？"他察觉到我看他了。

我："你姐，很厉害。"

"嗯。"他居然很痛快地承认了。

我："你真是像她说的那样因此才……"

搭档拿开盖在脸上的杂志但依旧闭着眼："那只是成因之一吧，其间还有各种其他因素。"

我把水杯送到嘴边："没听你提起过有这么个姐姐，也没见你联系过她。"

搭档："反正她总能找到我。"

我："看上去你们在争论，但是实际上是很默契。"

搭档："有吗？"

我："我猜她一定协助你解决过一些棘手的案例。"

搭档："在和你合作之前，有过，不过不是寻求帮助，只是问问她的看法。"

我："她也是做这个行业的吗？"

搭档："并不是。"

"那你姐姐是做什么的？"我翻出那张有着淡淡香气的名片，上面只有名字和一个电话号码，除此之外什么也没有。

搭档睁开眼看着房顶，嘴角微微上翘："你猜。"

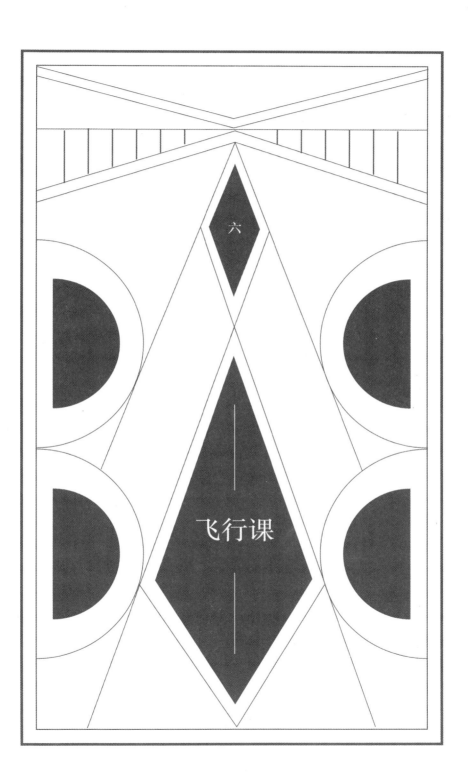

六

飞行课

我走出大门，站在街边张望了一会儿，抬手看了看腕表，离约定的时间已经不到五分钟了，搭档还没出现。

三天前。

挂了电话后，看到搭档正好奇地看着我。

"怎么？"我问。

搭档："你要参加什么活动？"

我："一个酒会。"

搭档："大家凑在一起喝酒的那种？"

我："差不多吧。"

搭档："喝什么酒？"

我："呃……没细问，可能是鸡尾酒或者某种品牌的洋酒……你感兴趣？"

"嗯哼！"搭档兴致盎然地点了点头。

我："我记得你不喝酒的……"

搭档："对啊。"

我："那你这是……"

搭档："我有时候会去酒吧。"

我："嗯？你不是不喝酒吗？难道……"

搭档："是真的。"

我："你是说你其实喝酒，并且……"

搭档："不，你刚才说得没错，我不喝酒。"

我："那你去酒吧干吗？"

搭档："看人。"

我："什么看人？"

搭档笑了："我虽然不喝酒，但我喜欢看别人喝酒。"

我想了想，明白了："你是喜欢看人喝醉吧？"

搭档："不一定是喝醉的……反正人酒后会……嗯……怎么讲？会更本质一些。"

我："不需要分析就能看到很多？"

搭档："嗯，有时候甚至比分析来得更深入。"

我："So?"

搭档："没有，So，你刚才电话提到的那个酒会，是大家装装样子，还是真喝？"

我："唔……这个不好说，有时候的确会有喝多的，但通常大家都在装装样子而已。例如红酒的品酒会看上去斯文一些，不过这种酒会比较无聊，很多是为了卖酒，所以来人也相对复杂，三教九流。鸡尾酒、洋酒一类的酒会相对更私密，因为这种酒会不以卖酒为目的，酒只是助兴，主题通常是艺术品啊、音乐鉴赏啊，基本都是某些很圈子化的聚会，所以这类酒会有些人比较放松，喝起来也就……"

搭档："可能会有人喝很多喽？"

我："也许……"

搭档："带我去。"

我："可以是可以，不过……"

搭档："怎么？"

我："不过你不能穿着这么随便了，要穿正装，毕竟这次是个相对装模作样的那种，主题是油画鉴赏……"

搭档："唔……故作格调很高的？"

我："差不多那意思。"

搭档："没问题！要穿西装？"

我："最好是。实在不行偏正装的衣服或者便西装也成，反正不能是牛仔裤……"

搭档："要打领带吗？"

我："那倒无所谓，可以不打……"

搭档："OK，说定了，几点？"

我多少有点儿诧异："你真要去？"

搭档咧开嘴露出个孩子般的笑容后，用力点了点头。

"在等你搭档？"一个女人的声音从身后传来。我转过身——说话的是这次酒会的主办人，也是邀请我来的朋友——很精致的一个女人。

　　我又抬手看了看表："嗯，还没来。"

　　她："他不会不来吧？我倒是对你那个传说中的搭档很好奇。"

　　我："嗯……好奇可以理解，不过假如他今天的穿着不是很合适你别见怪，因为他平时……"这时我发现她望着我身后，眼神都变了。

　　我回过头，搭档来了。

　　他让我大吃一惊。

　　眼前的搭档一改平时不重衣着随便乱穿的作风：头发梳理得一丝不苟，脸上刮得干干净净，浆挺的衬衫没配领带，而是解开最上面的颈扣。外套是一件裁剪合体的西装，皮鞋擦得锃亮……如果不是眼神中不经意间那稍纵即逝的一丝冷漠，我简直不敢相信他就是我的搭档——这家伙衣着神态跟平时在诊所简直判若两人。

　　"Hi!"他抬手打了个招呼，嘴角上扬带出个略显羞涩的笑容。

　　还没等我搭话，酒会的邀请者、那个精致的女人已经越过我向搭档伸出了手："天哪！你就是他的搭档吗？终于见到你了！我一直以为你是一个衣着邋遢、很难相处、不好说话的人呢！哈哈！"

　　她"以为"得没错，私下里那家伙就是这样子。

　　搭档回应着微笑并轻握了下她的手，然后看着我。我明白他的意思——这个女人还没跟他有过任何实质性接触就已经推翻了我的描述，自己直接下了定义。

我："实际上……"

"走，我带你进去！"说着她挽着搭档的胳膊径直进了门，似乎完全忘记了我的存在。

搭档回过头又看了我一眼并扬了扬眉，我无奈地摇摇头也跟了进去。

自打搭档进门后，他几乎就不停地被各种女孩和女人搭讪，不是这个递过来一杯酒，就是那个向他伸出手，看上去他有点儿应接不暇。我正好图个清闲，找调酒师调了一杯自己喜欢的酒慢慢踱着步，悠闲地沿着墙认真看着挂在上面的每一幅画。

两杯酒过后，我停在一幅抽象派油画前——画布上大面积的色块无序地杂乱排列，边缘稍显模糊，个别色块还夹杂着渲染后的斑斑点点涂在一起。

我完全搞不懂那幅油画想表达什么，纯粹情绪上的东西吗？

这时，一个四十多岁的男人站到我的身边，和我一同望着那幅画。

"色块的边界不是很均匀，对吧？我认识作者，他有意这么做的。"那个男人有一搭没一搭地说。

我一向无法理解抽象派的作品，所以敷衍着点点头。

不过他没打算停下来："通常来说，这种几何形状的色彩块会意味着某种规律，例如把夕阳的暖色调和湖面的冷色调分别表达，但是这幅画里作者却像是舍不得似的，在每个色块的边缘掺杂了其他的色彩，乍一看似乎很凌乱，其实仔细想想就明白了。你知道这意味着什么吗？"说着他看向我。

对他的问题我有点儿不知所措——不是问题本身，而是眼前这个家伙仗着自己知道谜底就炫耀，并且煞有介事地提问，我不知道该怎么回答才能不伤害到他的自尊心。

"我想这作者是想表现出对规则的一种无力和反抗。"搭档不知道什么时候摆脱那些女人跑过来，并且站在我们的身后。

中年男人扬了扬眉，又很快收敛了对此的惊讶，然后点点头："非常正确！能这么直接指向内涵……请问您是做什么的？"

搭档笑了笑指着我："这位是催眠师，而我是心理分析师。我们俩经营着一家心理诊所。"

中年男人："果然，我听朋友提到过你们，真是个有意思的职业……说到催眠……请问你们对梦有比较深入的了解吗？"

还没等我开口纠正搭档就抢先了一步："这要看是什么样的梦境。"

中年男人略微迟疑了一下后说："这样，要不我们去旁边那个雪茄室吧？那里有地方坐，我们好好聊聊！顺便有些问题我想请教两位。"

搭档微笑着点了点头。

雪茄室不大，除了进门的地方有两个窃窃私语的年轻人之外再也没其他人。淡淡的雪茄烟雾从他们上空缓缓升起，在空中沿着某种无形的轨迹飘向房间一角那扇上开的小窗。

我们端着各自的酒杯找到一个适合的角落分别落座，中年人替我们从侍应那里挑了几支雪茄并不由分说付了账。

"我不喜欢长矛[1]，但这种细的除外。"说着中年人扬了扬手里捏着的那支细雪茄。

搭档笑了笑，并没有就这个话题继续下去："你刚刚说的梦是怎么回事？"

"哦，是这样，最近几年经常做一种梦，每次醒来后都会觉得很沮丧，可是我想不起来是什么梦了……对了，还有遗憾。"中年男人边说边捻着手里的雪茄。

搭档："一点儿线索也没有吗？我指你对梦的内容。"

中年男人："没有。我记得有几次半夜醒来时还记得那个梦的内容，但是去个洗手间或者喝口水翻个身又睡下就怎么也想不起来了。"

搭档："你是说最近几年？"

中年男人想了想："对，是两三年前开始的吧，可能不到。"

"两年前发生过什么事吗？"说着搭档不动声色地瞟了我一眼。

"嗯……我想想……"中年男人沉吟了几秒钟，"似乎没有什么特别的事情发生，近十年一直都是很平静的状态——我是说我的生活。工作生活方面都挺顺利的，无风无雨，事业上还很好。"

搭档："情感和家庭上呢？"

中年男人："我早就结婚了，情感上很稳定，两个孩子也都聪明漂亮。父母身体也没问题。"

搭档："这样啊……那有没有某种变迁呢？例如搬家或者移民？"

---

1 长矛，指雪茄品种。

中年男人："搬家有过，换大房子嘛。"

搭档点点头："看起来你生活优越，各方面都很好啊。"

中年男人："这也是我不明白的地方，偶尔一次还好，但是……你说会不会有那种日常没什么遗憾就用梦境来制造遗憾的可能性？"

搭档："你指心理上制造出缺憾吗？"

中年男人："差不多，有吗？"

搭档："心理学问的是成因，假如真的是制造出某种遗憾，那么一定就有其他更深的原因在其中。"

中年男人若有所思地点点头："哦……"

"那么背后的那个成因是？"搭档脸上的表情似笑非笑。

中年男人抿了下嘴想了想："好像没有。"

我发现跟这个人说话很累，他不停地在遮掩着什么，而且无时无刻不在展示出某种优越感。

搭档刚要张嘴说点儿什么，酒会的邀请者出现了——她几乎是摇曳着走到搭档的身边："呀！在这儿！你们在这里问诊的话，我是不是要收场地费？"她这是对我们说的。

我："只是随便聊聊……"

"我不管，今天是品酒闲聊的，不许工作哦！"说着她不由分说把搭档拉起来，"要知道，心理分析师可不是个常见的职业，我得好好炫耀下！走，我带你去见个人。"

搭档赔着笑起身："那，你们先聊。"说这话的同时他对我眨了下单眼。

我看懂了。

接下来我和中年男人又聊了一会儿关于梦境本身的话题，然后约定了他来诊所的时间——那就是搭档要我做的。因为我们都看出来了，这个充满优越感并对某些问题遮遮掩掩的男人希望得到邀请，而不会主动提出上门——所谓中产阶级的矜持。

两天后的下午。

"嗯，看得出，你很幸运。"搭档点点头。

中年男人："幸运吗？好吧，能做自己所喜欢的并且收入不错的确是很……难得？哈哈哈哈，我是不是在自夸？"

搭档："所以我不是很理解关于你的梦，为什么会有沮丧和遗憾呢？刚刚我们聊的时候没觉得你有什么不满意或者其他感受。"

中年男人端起面前的水歪着头想了想："嗯……这个也是我不明白的地方，我说不清，只是隐约记得醒来后会非常地遗憾……好像还有尴尬，也许是……羞愧？很复杂并且混乱的情绪。"

搭档："要不，我们试试用催眠方式来帮你回忆一下？这样你也不至于太困扰。我发现每次你说到那个梦的时候都会很困惑、不安，还有点儿像是临时性记忆受阻的那种……"

中年男人："对对！就是那样，似乎多想一会儿就能想起来似的，但越是努力想就越混乱。催眠能帮我想起来吗？因为每次想到那个梦都会让我有绞尽脑汁还是够不到的感觉，到最后甚至恼火！"

搭档看向我。

我停下手里的笔清了下嗓子："呃，这个我们可以试试，但是没人能在催眠之前确定会不会成功。因为即便进入到催眠状态也不见得能绕开'锁住'记忆的那部分防御机制，所以我只能说试试看。那么，你愿意试试看吗？"

中年男人严肃地看着我："你是在征求我同意催眠吗？"

我点点头。

他沉吟了几秒钟："好吧，我愿意尝试一下。"

中年男人在我的指导下以一种舒适的姿势半躺半坐在催眠用的大沙发上，然后好奇地看了看摄像机。

"必须录像吗？"

我："最好录下来，因为如果棘手的话，可以反复看，做更多的分析以免遗漏什么。"

他："这个视频能给我留一份吗？"

我想了想："如果你坚持的话，可以，但是最好不要。因为这样我们无法和你签保密协议——所谓泄露源的增加。"

中年男人点点头："有道理，那我看，并不拷贝，没问题吧？"

我："当然。"

"进入催眠状态难吗？我从没这么做过。"看得出他有些不安。

"这样吧。"说着我坐到他面前，决定用点儿小手段，"我们先花点儿时间尝试让你放松下来吧，然后试试看你今天的状态是否适合，你看怎么样？"

在他表示同意后我开始进行催眠诱导，并且以他不易察觉的方式把语速放得越来越慢，越来越轻，直到他开始进入到接受状态中。

"很好，你已经舒适地躺在床上，并且很快就要进入到那个梦里了。"

中年男人："是的……我会……我会进入……梦里……"

我："当我数到'1'的时候，你就会进入到梦中。"

中年男人："好的……进入……梦中。"

我看了一眼搭档，整个过程他都一直歪着头双手插在裤兜里坐在中年男人侧后方的椅子上耐心地等待着。

"3……"

"2……"

"1……"

中年男人的身体随之轻微抽搐了一下。

我："现在，你已经在梦里了。"

中年男人："是的……我……已经……在梦里……了……"

我尽可能让声音很轻："告诉我你在什么地方？"

中年男人："我……我在……一个操场……操场……"

我："那么你看到什么？听到什么？"

中年男人："我们……站成一排……在听……听教练讲……"

我："是的，你听到了，并且你听得清他在讲什么。"

中年男人："听……听得清……他在教我们如何飞……飞行……"

我略微疑惑地看了一眼搭档，他饶有兴趣地示意我继续下去。

我："那么，告诉我他是怎么教你们飞行的。"

中年男人轻微地皱了下眉："屏住……呼吸……试着……感受身体周围空气的流动……然后……然后放松精神……放松……精神……"

我："还有吗？"

中年男人："……慢慢……体会身边的气流……"

我："很好，还有吗？"

中年男人："然后……然后和环境……成……成为一体……"

"非常好，还有更多吗？"我必须尽可能多地把他在梦中的个人体会问出来。

中年男人："……慢慢……地……控制……控制身体……"

我："你正在按照教练说的做，是吗？"

"是的……我正在……按照……做……"我留意到他此时的呼吸很轻。

我："你感觉到有什么变化吗？"

中年男人嘴角带出一丝笑容："身体……好像有……有什么力量在……在把我托起来……托起来……"

我："是的，你感觉到了。"

中年男人："感觉到了……身体很轻……我……我好像……好像……好像……"

我："好像什么？"

中年男人微微低下头："我的脚跟……这很奇妙……已经……很轻……"

我："你感觉到自己浮起来了，对吗？"

"是的，浮起来了……可是……"看起来他略微有点儿烦躁，但仍处于接受暗示的状态。

我："告诉我怎么了？"

中年男人："我感觉自己……不行，我快做不到了……沉重……沉重又……回来了……我做不到……"

我："放松，慢慢调整你的呼吸，放松。"

中年男人："好……好的……但是……我还是……没……没学会……没成功……"

此时搭档点了点头，抬手做了个打对钩的动作——这意味着我可以结束催眠让被催眠者保留记忆醒来了——等他清醒的时候我们能做更多细节上的询问。要知道催眠不是万能的，催眠状态下过多的细节询问有时候得到的答案会含混不清，有时候会引起反弹。毕竟催眠暗示只是绕开了心理防御机制，而绝对主导意识还在被催眠者手中，稍有不慎就会触发警戒。我相信也许有催眠顶级高手可以为所欲为，但那种人一定屈指可数。

"很好，当我数到'3'的时候你会醒来，并且记得梦中发生的一切。"

中年男人："……是……醒来……记得一切……"

"1……"

"2……"

"3。"

中年男人缓缓睁开眼，迷惑地看了我一会儿，然后点点头："是的，我记起来了。"

"催眠还真是有效，我彻底想起来了，那个梦。"中年男人捏着手里的纸杯表情严肃地低着头，"这几年让我不开心的都是这个梦，也许有点儿小差异，但基本都一样——反反复复。"

搭档："飞行课程？"

中年男人点点头："对，就是这个梦。每次差不多都这样。那个场景……不是在学校，而是……有点儿像是学车的过程……你明白吧？参与的人员比较复杂，学生、家庭主妇，老老少少的一些人，都是来学习飞行的。我隐约记得还跟他们有过一些闲谈。大多是身份啊，生活啊，零零碎碎的那些。有人告诉我学习飞行是为了买菜方便……"说着他抬起头略微不好意思地笑了下，"有点儿混乱是吧？其实就是跟学车很像。教练教的时候我们就站成一排，他先是示范，然后告诉我们怎么做，接下来我们就按照他的方式去做。最开始的时候他说的方法很有效，明显有一种力量把身体拉向空中，脚跟都即将离开地面了，但是接下来……好像……我也说不明白，一种沉重感干扰着我，然后就失败了，反反复复……唉……反正我就是没飞起来。"看上去他有点儿沮丧。

搭档："那，你在梦中有没有注意其他人呢？他们都飞起来了吗？"

中年男人："有和我差不多的，一开始并不是很顺利，但过一段时间后基本都比我强，有些慢慢地双脚离开地面悬浮在空中，从表情看得出很较劲很累的样子。还有一些很轻松，几乎立刻就飞起来了，教练忙着提示不要飞太高，也不要太快，要熟悉这种感觉，等熟练之后再尝试高度和速度……大概就这样吧。"

搭档："你会开车吗？"

中年男人："你是想问我学车那会儿是否顺利？非常顺利，没任何问题，各种考核都是一次通过。"

搭档："唔，是的，我正是要问这个……那么，你记得飞起来那些都是什么人吗？年轻的？年长的？男人？女人？"

中年男人皱着眉想了想："好像没准儿，能飞起来跟年龄和性别无关。我记得身边那个少妇很快就飞起来了，而且表情很轻松。还有个老太太也没费什么劲儿就能悬停在空中，她嘴里还嘀嘀咕咕，早知道这么简单那早就来学了，诸如此类，还有几个学生模样的孩子在空中打闹……"说到这儿他突然停了下来，"飞不起来的只有我一个。"

搭档微笑着看了看我，然后对中年男人点点头："嗯，明白了。你还要水吗？"

送走中年男人之后我回到催眠室，发现搭档正背对窗闭着双眼站在那里。

"你在干吗？"我确定纸杯里没有水后，捏瘪，扔进垃圾桶里。

搭档闭着眼回答："尝试用那个方式飞行。"

我忍不住笑了："感受到身体周围气流的变化了吗？"

搭档睁开眼看着我："在你进来之前有点儿感觉到了。"

"是不是不理你，你能这样玩儿上一天？"我坐到催眠用的大沙发上。

"也许吧……"他双手插在裤兜里恢复到平时那副吊儿郎当的样子靠在桌子旁。

"中年危机？"我问。

搭档："差不多是这样。"

我："除了年龄之外还有其他源头吗？"

搭档："嗯？不不，他不是那种中年危机。"

我想了想："中年危机不就是指无法完全应对的身体上的老化吗？"

"不，我认为就现在这个时代来讲，中年危机本身并非完全是指面对身体老化应措不及。而是这样，"说着他开始慢慢地溜达着——这个行为表明他正在把自己思绪整理成语言，"中年危机通常是生活压力带来的，越是成功的人越容易产生这种心理压力。因为他们已经拥有了不少东西——情感、家庭、事业、社会地位、个人成就上的稳定、自我认知的成熟，等等。所以他们希望维持着这些，同时还能在这个基础上更加完善。其实这就是生物进化中的那个形容——红桃皇后定律——《爱丽丝漫游仙境》里红桃皇后刁难爱丽丝，要她拼命奔跑，以保持在原地。生物进化就是这样，拼命进化以保持在生物圈中的地位，否则就会被边缘化直至灭绝。换回来说就是努力工作，保证事业的延续及发展，生活上的高品质保障，不进则退。这种状态下身体的老化已经是次要问题了，因为这个年龄的人更多是动脑而不是从事体力活动——至少我们面对的这个人属于这种情况。"说到这儿他略微停了一下，"健身不算，那是为了维护体力保证精力。"

"嗯……"我点点头，"很有道理。"

搭档："所以这种年龄段的人通常承受着某种隐形的压力。看上去光鲜和稳定，其实背后……不用我说你也知道的，就是这样。而且，这把年纪在情感释放上又相对矜持，不会是年轻人那样头脑一热就怎样怎样，所以积蓄到一定程度，就变成了梦中那种映射——飞不起来。你有听到他提到过梦中跟他年龄相仿的男人自由飞翔吗？不用细问我也猜得出，一定没有。"

我："其实在生活中很多从事体力劳动的……"

搭档摇摇头打断我："这我知道，当然，如果生计的压力过大，大到疲于奔命那种反而也不会表现出什么中年危机，因为时间上和思维上都不允许，虽然实际上压力还是存在的，但是没有足够的时间表现，因为，那算努力活着，没时间想更多。像他，这个人，不用说我们也看得出他的生活状况，标准中产阶级甚至更好一些，生活优越，家庭和睦，一切都顺风顺水，还有闲暇时间参加各种社交活动。但，这不意味着背后的压力就小。因为他已经拥有很多了，所以他既要保证继续拥有，还需要更多的突破，否则这种人没有任何其他渠道来证明自己……"

我忍不住插了一句："证明自己这点，很重要吗？他现在拥有的已经是很多同龄人梦寐以求的了。"

搭档停下脚步看着我："人这辈子都在证明自己，几乎没有一刻是停下来的。这跟已经获得多少无关。价值这个东西，很有意思，说起来是跟物质有关，但物质本身又不全部代表价值，有时候只是其中一部分，有时候甚至一点儿都不沾。"

我："嗯……是的。因为他拥有得足够多了，所以想要突破难度就越来越大……是不是可以这样说：人的贪婪是无止境的。"

搭档靠回到桌边端起水杯："那又怎样？毕竟我们是凡人。但我不认为这有什么不好，因为这符合我们的身份——凡人。而真正的贪婪是：一个不想做凡人的凡人。例如，立志要修仙，要成为超人，要成为圣人，对吗？"

我忍不住笑了："什么事儿都能让你解释出花样儿来。"

搭档面带微笑看着我："但我说得没错。"

我："好吧，我们回到现在。这个人目前的这种情况，怎么办？用什么方法疏导？"

搭档皱着眉想了下："我认为……问题的显现点在什么地方，就从什么地方着手，但不能用直接的方式。"

"你是说……"我仔细整理了一下他这句话，"让他……能从梦中飞起来？"

搭档点点头："我们帮他在梦中飞起来。"

"该怎么做呢？"我问。

搭档："这样，两个步骤同时进行。先让他认识到自己的成就——他现在拥有的一切并不是包袱，而是动力源——这很重要，很多人都意识不到这点。激励，永远是最好的强心针。"

我掏出本子记下："还有吗？"

搭档："催眠诱导。"

我："嗯？你要我……"

搭档："对，没错，我们帮他从梦中飞起来。"

我："做是没有什么问题，但这样是不是太直接了？"

"嗯……"搭档捏着下唇认真想了一会儿，"不，不直接。因为他的问题映射为梦中的沉重感，所以通过梦境的实现来让他抛开这种感觉已经足够间接了——间接地影响他的心理，所以我说要两个步骤进行。综合这两种方法对他应该是有效的。"

"可以，不过还是要循序渐进，不能太急，还是要花上一点儿时间的，假如保证每周一到两次的话，差不多要三个月。"说着我合上本子。

"嗯哼，"他点点头，"你决定。"

大约在两个月之后的某天下午，我跟搭档正因一个案例在激烈争论的时候，他的手机响了，是短信。搭档抬起一根手指示意我停一下，拿过手机看了一眼，先是略微皱了下眉，然后微微一笑把手机递给我。

我接过手机，那条短信只有一句话：

"当双脚离开地面的瞬间，我的心再无牵绊。"

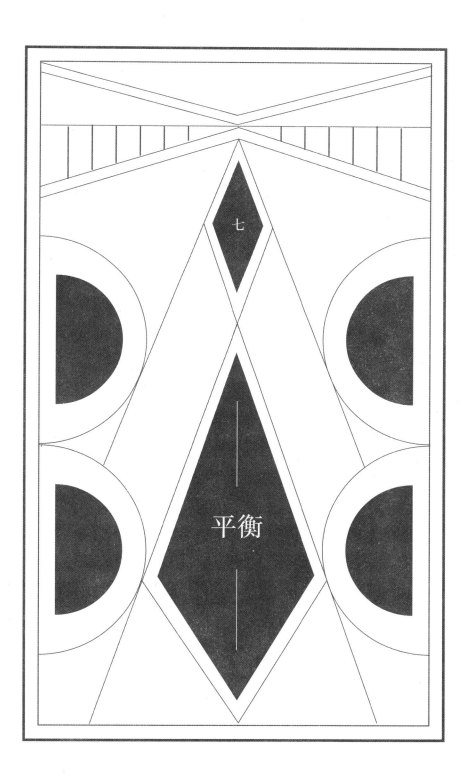

七

平衡

搭档："嗯……怎么说呢……是这样，在生活中平淡无奇是一种普遍现象，而我们经常会把这种平淡无奇延伸出去，即——看到新奇的事物也会很快把它按照平淡的分类去划分，并且假想着这个世界的一切就是已知的，平淡无奇的。"

我："你是想说思维惯性吧？"

搭档："不，我认为这来自自我保护心理。"

我："嗯？不是很理解……你点菜的时候脑子想这个来着？"刚刚搭档在餐馆拿着菜单发了会儿呆，我能看出他是走神了。所以在回诊所的路上诱导了一下，果然，他开始滔滔不绝。

搭档："这么说吧，我们，我指人类，在遇到未知的时候，绝大多数人都在尝试着用已知去解释未知，而根本原因在于：面对未知我们会不安、畏惧。我们认为自己在食物链的顶点，不需要怕什么，可是实际上呢？我们很清楚该怕的东西太多了，因为我们本身既渺小又脆弱。所以，我们去用已知概括未知的核心就是：不接受真正的现实。"

我整理了一下这段话："嗯，明白，似乎是这样，不过……"

搭档摇摇头："没有不过，我说的是大多数而不是全部。或者用另一句话来总结：厌倦已知，却又恐惧未知。"

我："那为什么会延伸出这种反应呢？"

搭档抬起头看了看诊所所在的大楼："我说过了，根本就在于我们太渺小了，并且能深深地体会到这点，我们需要花很久才能做出点儿什么，并改变点儿什么。可悲的是真正被改变的却是我们本身，并非这个世界。"

我："仅仅改变本身就已经很夸张了。这让我想起最近看过的一本书，大概是说一群人跑到荒岛上去寻找某个东西，而得到那个东西的人能掌控自己的命运。那本书好像叫……"这时我注意到搭档仍然保持着仰头的姿势，"怎么了？脖子扭了？"

搭档快步向大楼走去，并回头催我："快，咱俩去楼顶。"

"干吗去？"我边跟上他边问。

"楼顶有个人，似乎是个女的。"

"怎么？你认识？"

"不，她坐在栏杆外。"

五分钟后。

搭档停了几秒钟，稳住呼吸，推开了通往楼顶平台的门。

一个从背影看上去很年轻的女孩正坐在水泥台子的边缘，双腿垂在楼体外——在二十七层高的楼顶。

搭档装作很闲散的样子，漫不经心踱步到栏杆边。

女孩回过头看了我们一眼。她看起来岁数不大，有着一张清秀的脸。

搭档并没着急说什么，而是略微等了几秒钟后做出诧异表情："你在这儿干吗？"

女孩沉默了一会儿才开口："看风景。"

搭档："你坐的这个位置太危险了，头不晕吗？"

女孩："嗯……是有点儿。"

搭档："那回来呗。"

女孩又停了一会儿："太高了……"

搭档："所以让你回来啊。"

女孩显得有点儿不好意思："嗯……我是说……太高了，我腿软，动不了了……"

搭档笑了笑："要帮你吗？"

女孩又看了看我们，伸出手并点点头。

搭档使了个眼色给我，我小心地翻过栏杆扶住她，同时搭档牢牢地扣住她的手腕，把她拽了起来。

她翻回栏杆的时候腿抖得厉害。

"水还是别的什么？"搭档蹲在诊所接待室的小冰箱前回头问她。

"我想喝点儿甜的东西。"她边回应边略显好奇地四处打量着。

搭档拿出一罐果汁，又找出纸杯一起递给她。

女孩先是倒了满满一杯，然后一饮而尽，接着又倒了第二杯，依旧一口气喝完。她应该是有点儿低血糖。

搭档坐到对面的小沙发上似笑非笑地看着她："坐了很久了？"

女孩："嗯，大概两个小时了可能。"

搭档："真的是看风景？"

女孩把罐子里剩下的果汁都倒进纸杯又喝了一口才放下："嗯……就是觉得想坐在那儿看看。"

"为什么？心里不舒服？"搭档不动声色地观察着她的表情变化。

她："夜里睡不着的时候我经常会站在窗口看风景，从我住的那里能看到这栋楼，觉得这里看上去比较高，视野应该很好。正好今天没什么事儿我就来看看。"

搭档："哦……这样啊……今天不上班？休息吗？"

她略微迟疑了一下："不知道为什么今天就是不想上，所以请了假。"

搭档："你看这个楼有多久了？"

她的目光突然变得缥缈了起来，并且有一种她这个年龄不该有的阴郁："两年？两年多了吧……大概。"

搭档："你有……二十……六？"

她点点头："差不多，二十七。"

搭档："不是本地人吧？"

她："嗯，我是南方人。"

搭档："嫁到这里的？"

她："对。"

搭档："毕业就结婚了？"

她回过神来好奇地看着搭档："你怎么什么都知道？嗯，我在这里上的大学。"

搭档："你，经常睡不着吗？"

她看了一会儿搭档后又看了看我，眼睛瞟向别的地方："你们是觉得我有心理问题吗？"

搭档："不好说。"

她表情异常地平静："严重吗？"

搭档："通常这需要长时间接触才能判断出来到底是怎么个情况，目前看，你不是很好。而且我是以一个普通的观察者身份看到的。很明显，正常情况下没有人会自己跑到那么危险的地方，用那么危险的方式坐在那里。"

她沉默了几秒钟后点点头。

搭档看了看我，略微停一下后换了话题——他的目的是打算结束女孩的沉默状态："通常来说，坐在你那个位置的人都将会是我们的收费对象。如果你并不打算付费或者对此有疑惑……你懂我的意思？但是，我认为也许我们能帮上你。"

她露出笑容："我知道你们是开心理诊所的，收费没问题，这样我会更坦然点儿，否则扭扭捏捏的，更不好……不过价格贵吗？"这是我第一次看她真正笑的样子。

"通常我们按小时计费。"搭档回身抽出一张计费说明单递了过去。

女孩把单子拿在手里认真看了一会儿后点点头："不便宜，但是也没想象中那么贵……好吧，那我先接受初步分析好了。"

"实际上我认为我们的价格和免费没什么区别了。"搭档对于钱不会、也从来没有过一丝含蓄，"但是，我依旧并不把你当作一个收费对象来对待，至少目前不会。因为我希望你能随便和我聊聊，这样也许对你有帮助——哪怕仅仅是失眠。"

他不再用第一人称复述，而这通常就是他引诱对方开始的前奏。

女孩盯着眼前的茶几想了想，然后她抬起头："其实没什么事儿，我老公都说我这是无病呻吟。"

搭档："他为什么那么说？"

女孩没吭声。

搭档："有例如吗？我还什么都不知道呢。"

虽然女孩抿着嘴似乎在考虑。

搭档拿起桌上的空果汁罐，然后回身扔进垃圾桶里。他这是在用肢体语言做出暗示——女孩抿嘴这个表情证明她想说，只是目前出于某种原因在抑制——这家伙越来越精通于此了。

她望着搭档又迟疑了几秒钟才开口："我……上大学时是我第一次离开自己住的城市，最开始是新鲜感，觉得这里一切都很有意思。在学校的时候认识的老公，因为他是本地人，对这个城市很熟，所以那时去什么地方都是他带着我，当时我觉得他还挺好的。毕业后他向我求婚，我认真想过，觉得应该是会幸福的，于是就答应他了。后来他家的亲戚安排我们俩到一家公司上班。我们一起上班，一起午餐，一起下班，有时候一起逛街、看电影，陪他一起玩游戏。很多同学都羡慕我们，说整天在一起很好，而且还有人照顾。最初我也这么认为，但是……但是几年后我觉得有什么不对劲儿的地方，可是我说不好是怎么了，就是觉得哪儿不对，似乎缺了点儿什么，虽然仔细想想好像又什么都不缺，然后我就对自己说：也许是我要求得太多了，也许过一阵就好了。可是……那种感觉总缓不过来，总是觉得不对劲儿、提不起精神……而且压在我心里越来越重，我……我想我缺少的可能不是一点点，而是很多，但我却不知道那到底是什么。"

搭档："你对别人说过这些吗？"

她："最初有那么一段时间我会打电话给高中同学和小时候一起长大的朋友，提过这种……嗯，就算是感觉吧，但……他们都觉得这不是什么重要的事情，甚至有人认为我是在炫耀……可我真的没有一丝一毫炫耀的想法，我就是觉得缺失了很多东西。那阵儿我下班回去就抱着电话打，只有这样才能让我感觉稍微好一些。"

搭档："过了多久你跟你老公说到这种感受的？"

她想了想："差不多是在结婚三年后……才说。"

搭档："为什么一开始不说呢？"

她突然沉默了。

搭档起身去又拿了一罐饮料放到她面前，并帮她打开。拉开饮料罐拉环那"砰"的一声似乎吓了她一跳。

女孩愣愣地看了一会儿眼前的杯子，缓缓地再次开口："可能……我老公……他从小就没离开过这个城市，一直都是在这里长大的，所以他在这里很……但是……我觉得……嗯……就是那种本能地觉得，跟他说这些，他不见得会理解……"

搭档："但你还是说了。"

女孩："嗯，他问我缺什么，是不是住得不好？吃得不好？物质条件不够？娱乐不够？我都摇头，他问我到底要什么，我说不出来。后来……又聊了几次……就像开始我跟你说的那样，他认为我是在无病呻吟……从那之后我就再也没跟他说过这件事……"

搭档："那你觉得自己是无病呻吟吗？"

她摇了摇头："我不知道……"

搭档："真的吗？"

她此时的表情看上去很阴郁："我真的不知道，但……但是那种无助感压得我喘不过气，为此我经常深夜睡不着，站在窗前看着外面尽可能地深呼吸，可无济于事。甚至有时候……我就想，当我父母都不在人世的那一天，我也干脆死掉算了……是不是我太、太那个了？你也觉得我是无病呻吟吧？"

搭档看着她："不，正相反，我能理解你的感受。就像是玩网络游戏，但只有你是玩家，其他角色都是 NPC[1]。"

她默默点点头。

搭档："我觉得你自己应该很清楚这种感觉并且能描述出来，是这样吧？"

她用力抿着嘴唇又停了一会儿："我……你知道吗？我总是感到无比

1　NPC，即 non-player character（或 non-person character，有时候也作 non-playable character）的缩写，指电子游戏中的"非玩家控制角色"，这个概念最早起源于单机版游戏，逐渐延伸到整个游戏领域。泛指一切游戏中不由玩家控制而由计算机控制的角色。

地……我说不清。很多时候他带着我去找他的一些朋友玩，虽然身处在人群中，很热闹，可我却很深刻地体会着无法根除的一种东西……就好像我是在无人的荒岛。"

搭档："孤独感？"

她很轻地叹了口气："我不知道。"

搭档："我认为你知道，就是孤独感，但假如用这个词的话，连你也会觉得自己是无病呻吟。"

她抬起头望着搭档："我倒真希望自己是无病呻吟。"

搭档摇摇头："正相反，你不是。"

她："那算是什么？"

搭档并没有回答她，而是岔开了话题："你这几年还给曾经的舍友同学朋友打电话吗？"

她："打，但很少。"

搭档："为什么？"

她低下头想了一会儿："我也说不明白，就是觉得打了也没什么用。"

搭档无视她的含糊其词："是觉得没人理解是吧？"

她盯着自己纠缠在一起的手指没说话。

搭档："你对父母说过吗？"

她摇摇头。

搭档："你和父母的关系也不是很好，但也并不太糟糕，对吗？"

她："嗯。"

搭档："你确定他们对你的感情吗？"

她认真想了想："其实他们对我很好，但是……"

搭档："什么？"

她："但是他们有时候只是从自己的角度去考虑一些问题，假如我不顺从的话……就会……说一些很伤人的……话。"

搭档点点头："我知道了，其实你对父母更多的是不满。"

她："也没什么不满意的……"

搭档："不不，我指的不是物质，而是别的什么，是吗？"

她低着头一言不发。

搭档："你希望灵魂上独立，否则你……"

她突然打断搭档："我知道了。"

搭档平静地看了她一会儿："我不认为你知道。"

她："你说的这些我都知道了，就是这样，既然已经找到根源了，所以基本没什么问题了。"

搭档微微前倾着身体望着她："你心里也是这么说的？"

她避开搭档的眼睛不置可否。

搭档瞟了我一眼。我很清楚他是什么意思——这个女孩目前所表现出来的防御机制是由心理上的反向生成触发的，即：越是渴望，却越是背道而驰。

"你愿意接受催眠吗？"搭档问。

女孩盯着茶几沉默了一会儿，点点头。

搭档："需要我先讲一下催眠是怎么回事儿吗？"

女孩摇摇头。

搭档："催眠可是要收费的哦。"

女孩依旧点点头："好……但是时间……"说着她看了下表。

搭档："不会很久。"

"这个女孩……算是有点儿无病呻吟那种吗？"在催眠室里间准备摄像机的时候我压低声音问搭档。

搭档："不，从最后一点就能看出来。"

我："哪个？"

搭档没说话，而是抬头看着我。

我："怎么了？"

搭档："你在装傻。印象中有多少人是这么痛快就接受催眠的？并且我在决定给她催眠前压根就没提到过这件事儿。而且之前不是她主动来找我们的，某种程度上算是我们'捡'来的。所以说她对我们的信任有点儿太快了，这本身就是问题。通常来说女人是偏警觉性的，但她却……我认为她内心是渴望交流并且很愿意倾诉出一切，只是那该死的反向生成……不过这么说来也对，还是因为女人特有的警觉。所以……"

我想了想："嗯……似乎是你说的这样……这么说的话，你要给她做催眠的提议也是一种试探方式？"

搭档点了下头："就是这个意思。我认为她现在正处在接近临界点的时刻——把压抑化为某种行动力，当然，是不好的那方面。我不想看着她就此干什么傻事儿或者后半生心如死灰。但，我始终不明白的是：她现有的情绪全部是从某个点弥漫出来的，可就是那个点，我找不到，似乎是某些什么根深蒂固的东西……你明白我在说什么吗？"

我："明白了，你想通过催眠去深挖到底根源在哪里，切入口你有吗？这个我还没找到。"

搭档微微一笑："有，她说了。"

我："哪个？"

"她失眠半夜站在窗前，那是她最无助的时刻。"说完搭档抓起笔记本去了催眠室。

对于我所有的暗示女孩没有丝毫的质疑和疑惑，飞快地就进入到了催眠需要的状态中。

我："当我数到'1'的时候，你就会回到深夜，站在窗前。"

"3……"

"2……"

"1。"

她低垂着头，松弛着身体瘫坐在沙发上。

我："很好，你已经站在窗前了，告诉我你在做什么？"

女孩："在……看……"

我："能告诉你在看什么吗？"

她："远处……很远、很高的地方……"

我："那里有什么？"

她极其轻微地叹了口气："有几个人……"

我："你能看清那些人是谁吗？"

她："能……看清……"

我："告诉我那都是谁。"

她："那是……那是我自己……"

我："是什么样的你？"

她："曾经的……曾经的我……"

我："哪一个是曾经的你？"

她的呼吸开始变得有些重，看上去是情绪压抑所带来的："都是……都是我自己……"搭档皱了皱眉并且在本子上记了些什么。

我："那些你有多大？"

她："有很小的……有大一些的……"

我："你能看到那些你在做什么吗？"

"她们……她们拉着手站在一起……就站在楼顶……也在看我……"她的声音听上去有些颤抖。

我："她们能看到你吗？"

她："是的……能……看到……她们在对我笑……"

我："你现在在做什么？"

她情绪的波动越来越明显了："我……我……我在哭……"

我："可以告诉我你为什么要哭吗？"

她几乎是在哽咽："我……不想……不想失去她们……"搭档在她身后点了点头，并且对我竖起拇指。

我："你感到害怕吗？"

她双手缓慢而无力地在膝盖上一下一下地抓着："我怕……我

害怕……"

我："你想去制止她们吗？"

她："我做不到……我离她们太远了……她们的手已经拉在一起……就要……就要……跳下去了……我怕……"

我："放松，不要害怕，听我的指示：你可以到她们身边的，现在就可以。"

她喃喃地重复着："我……可以到她们身边……可以……"

我："是的，你已经站在她们身边了。"

她："我已经……站在她们……身边……"

我："你可以和她们交谈吗？"

她微皱了下眉，神经质地扭动了一下头部："交谈……可以……"

我："很好，你完全可以做到。你可以问你最想问的问题。现在就可以问。"

她呼吸略微急促了一点儿，但很快就平稳了下来："你们……为什么……要离开我……"

我耐心地等待了一会儿后才开口："她们是怎么说的？"

她："她们说……说、说看不到我……"

我望向搭档，他点点头示意我可以结束了。我无声地对他皱了下眉——这么做是在征询搭档要不要抹去她催眠状态下所描绘的这部分场景的记忆。搭档略微想了下，摇了摇头。

我："好了，当我数到 3 的时候，你会醒来并忘记刚刚所发生的一切。"

"我会醒来……并忘记……这一切……"她喃喃地重复着。

我:"很好,1……"

"2……"

"3!"

她慢慢抬起头略带疑惑地看了看我:"开始了吗?"这时她意识到睫毛上有一滴眼泪,于是抬手轻轻擦掉后又愣了几秒钟,"或者……已经结束了?"

我微笑着告诉她:"是的。"

她:"我……我刚才怎么了?"

搭档起身走到她旁边:"假如你愿意的话,我们可以给你看录像,不过建议你先休息一会儿,虽然只有几分钟,但是你会有疲倦感。这是正常的,所以,放松,休息下。"

女孩轻叹了一口气后点点头。

送走女孩后,搭档抱着肩歪着头靠在桌子边上若有所思。

"怎么?"我问。

搭档:"嗯……没怎么,只是又一次印证了我的观点,所以有点儿得意。"

我忍不住笑了:"你不是时时刻刻都很得意吗?"

搭档:"并没有,我只是冷漠。"

我："我以为你不知道这点呢……"

搭档："我知道。"

我："好吧，那说说看，你又印证了什么？"

"嗯……"搭档斜着眼睛迟疑了一会儿，"我觉得……我们每个人，其实都是独自生活在一个荒芜的星球上，孤独、沉寂。"

我："为什么听起来像是青春期的那种调调？"

搭档："青春期开始意识到这个现实，所以感受上更强烈些。之后并不是青春期过了，而是我们学会了压制，但根源并没有去掉。"

我："孤独感？"

搭档："是的。"

我："这么说的话……这是很多心理问题的根源所在吧？"

搭档想了想："也是，也不是……"

"我最讨厌这种答案了。"我忍不住打断他。

搭档："听我说完。我的意思是说，这种孤独感是必须的——既不能孤独了，也不能不孤独了。情感上和心理上以及生活空间上都应该有孤独的时刻，而不是彻底地亲密无间……说起来，这是一种很复杂的社会和社交应对关系。在长期独处和独自应对生活的时候，也就是过于孤独的情况下，我们会寻求客体安慰，试图摆脱这种'独自'的状态；而另一个极端——长期没有'独自'的环境下，我们又需要那种孤独感。因为那种'独自'也带来了心理上的'存在'和'自我'。只有在那个既孤独又不孤独的平衡点上，我们才是正常的，否则无论偏向哪一边都会让我们产生扭曲。这个女孩，现在就是在缺失'独自'的状态中。想想看，她的一切都是跟随着自己的男人，一切都不需要自己处理，不需要自己安排，听起来这样很好，对吗？但真的很好吗？真的吗？并不是，长期在这种缺失'独自'的环境中，'自我'和'存在'完全体现不出来了。所以她对此产生了反向生成——时时刻刻的孤独感，无法摆脱，如影随形。到现在为止，你跟得上我说的吗？"

我点点头——必须承认，这家伙那绕来绕去的一堆表述之下，是非常清晰的思路。但有一点我不明白："为什么会这样？"

搭档得意地笑了："比方说，很多时候一些人出身于很好的家庭，同时没有植入很深的心理阴影的情况下，为什么会产生某种扭曲的心理反应，例如：施虐、受虐？这时候当事人会疑惑：难道我天生就是坏的？真的是坏的吗？还是那个答案：也对，也不对。说起来，人类就不是一个安生的物种，我们从骨子里、从内心深处就存有暴力、淫荡、恐惧、放纵、猥琐、欲望，等等，并且时刻都会弥漫出来。换而言之，人类就不是完美的。假如，我有神力而制造出一个完美的世界，充满幸福和喜悦，没有痛苦悲伤和各种邪恶的欲望，让全世界所有人都能置身于其中，那我也坚决不会制造出那个世界。知道为什么吗？因为人类是不完美的，所以无法存在于完美之中。假设一切都完美，那人类就得搞点儿事情出来，就得自己折腾自己，然后就心安理得了。"

我疑惑地看着他："怎么有点类似于原罪的感觉？"

搭档："我所说的和宗教与信仰没一毛钱关系。而且即便是宗教信仰中的忏悔，也是一种欲望。"

"欸？等等，你这是在批判宗教吗？这怎么解释？"

搭档："你不觉得吗？忏悔本身很多时候也是一种自我满足——我战胜了某种欲望。真的吗？并没有，一切都像是恶魔写好的剧本一样，甚至连忏悔本身也是欲望的一部分，很多时候我们因此而获得自我满足。"

我："你现在的思路有点儿可怕啊……"

搭档："嗯？有吗？"

我："以非人的角度看人，甚至是俯视角度了……"

搭档："嗯……这不你问缘由吗，所以说到这儿了。好了咱们说回来，说孤独。假如，它扩大了，我们会出问题；假如它几乎消失了，我们同样也会出问题。所以必须停留在某个平衡点上我们才是正常的。"

我："嗯，那，该怎么办？"

搭档："有两个方法可以解决。一、离婚……"

我吓了一跳："停，打住！这么做是违反……"

搭档："道德，我知道，我只是说说，你别紧张。二就是：辞职，换工作。"

"哦……"我明白了，"让他们俩至少不天天在一起，从而创造出孤独的'自我'。是这个意思吗？"

搭档："不仅仅，还有更多，我希望她忙起来，从其他地方找到'存在'和'自我'。"

我迟疑了好一阵才明白过来："你的意思是……转移……还有……自我价值？"

搭档："叮咚！就是这个！"

"嗯嗯……的确，目前看这是最好的办法，既能拉开距离，有自我的空间，又可以产生自我价值……嗯……有道理。"这时我突然想起一件事，"对了，我怎么觉得这个女孩跟做梦时全世界就只有自己存在的那位兄台有点儿像啊？"

"有吗？"搭档皱了皱眉，"不，不是一回事儿，那个哥们儿只需要独处就能解决问题，而不需要找到存在感。她可不一样，她目前的生活状态和社交差不多完全丧失掉主控，只能算是一个附属品，她需要太多体现自我价值才能实现'存在'。所以我甚至会建议她找一份忙碌的、有挑战性的工作，越忙越好。"

我："焦头烂额就没时间想这些了？"

搭档："工作中的忙碌不就意味着自己是不可或缺的吗？"

我："是的，你说得对。"

搭档："我想起一个说法来。"

"什么？"

搭档起身接了一杯水，把杯子送到嘴边："忙，是治疗一切神经病的良药，一忙，也不伤感了、也不寂寞了、也不乏味了、也不相思了。一张脸上无悲无喜，隐隐约约看上去只有一个字'滚'！"

我笑了："还挺有道理的。"

搭档并没有就这个笑话把话题再延续下去，而是平静地喝了口水后，重重靠在沙发上凝视着杯子："就像人间是夹在天堂和地狱之中一样，我们时时刻刻都只能停留在某个平衡点，不左，不右，不好，不坏，不前，不后。因为我们天生如此，只能存在于各种各样的平衡点，摇摆不定。有趣的是，却以此为乐。"

"嗯？"我忍不住打断他的感慨，"这句话不对吧？按理说很痛苦才对……怎么是以此为乐呢？"

搭档想了下："曾经有个人，年轻时吸毒成瘾，后来在身边人帮助下戒掉了。再后来成为一名神父。他一生都以己为鉴，劝诫了很多和他当年一样的年轻人。临终前，他颤抖着说出自己的遗言：好想再吸一管啊！"

我目瞪口呆地看着搭档。

"痛苦吗？是的，很痛苦，但这种挣扎本身，"搭档似笑非笑地看着我，"也是一种自我满足。"

"你的平衡理论？"

搭档点点头："是的，大多数人耗尽毕生所追求的，不过是两个字——平衡。"

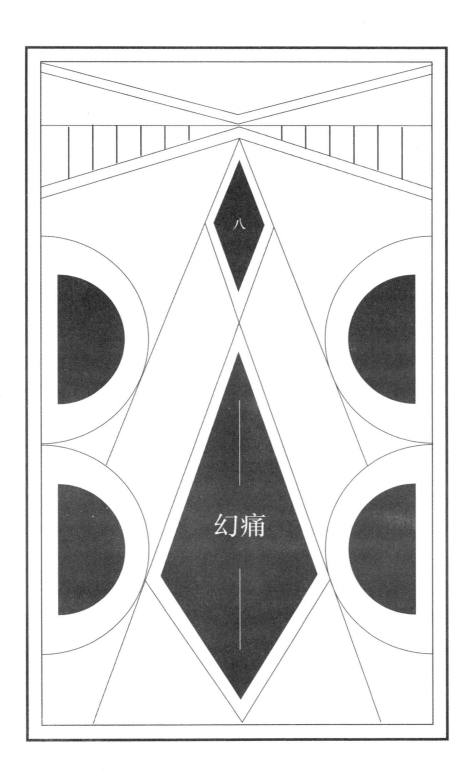

"所以，你就来找我们了？"搭档问。

他点点头："对。"

"那么，"搭档皱着眉想了一下，"请问你都是什么地方有过疼痛感呢？"

他："我也说不清，很多地方都有，就是莫名其妙的神经痛。这么说不是指真正的神经痛，是因为看不到任何伤口，所以我自己管这个叫神经痛。去了那么多次医院也查不出来到底是怎么回事儿。大多数疼的时间很短，只有那么几秒钟，但非常非常疼，那种疼痛感很像刀伤的感觉……割伤？嗯……是，割伤，非常疼。"

搭档："实际上什么都没有，对吗？"

他："没有，有时候我就盯着疼痛的地方看，甚至还用手去摸，真的是什么都没有，也不是皮下什么组织损伤，但就是很明确，很疼，很真实的割伤感。"

搭档："割伤……神经科方面……"

他打断搭档："我不是说过了吗，没有任何问题，检查也没出现什么指标不正常，心血管、脑神经等这几年都查过了，什么问题都没有。"

搭档眉头皱得更紧了："还记得这种疼到现在有多久了吗？"

他目光缥缈地望着搭档的膝盖想了一会儿："五年？不止！应该六七年了吧！"

搭档："你什么时候开始去医院检查的呢？"

他："疼痛越来越明显，越来越多的时候。"

搭档耐心地解释："我是问哪年。"

"哦哦，"他不好意思地摇了下头，"两年……不不，两年半以前。"

"嗯……这样……那么，"搭档问，"在两年半之前的一年内，发生过什么吗？我指某种事件，生活上的转变。"

他又认真想了想："没有，都很平常的。我知道你想知道是不是有什么打击或者变故，但真没有。"看上去这个问题他没有撒谎，因为他没有任何多余的表情及动作，反而有点儿不耐烦。

搭档点点头，停了几秒钟开始问别的："介意说说你的婚姻状况吗？"

"单身。也没女朋友。哦，多说一句，我不是同性倾向。"他回答得很干脆。按理说眼前这种男人不应该单身的，因为他很帅，不，是非常帅。

看上去他三十多岁的样子，高大健壮，保养得很好，手部的皮肤细嫩，一看就不是从事体力劳动的工作。衣着虽然看不到品牌但想必不菲，发型也非常得体，而且精神看起来很好，双眼有神，眉宇间透露出这个年龄该有的沉稳和睿智，举止谈吐很有分寸，恰到好处。虽然似乎有些冷漠，很少有情绪波动，但这反而更加衬托出他气质上的镇定与从容。总的来说，应该属于那种很多女人的梦中情人的类型——更重要的是单身。

搭档："是工作忙吗？"

"不是工作原因，"他微微一笑，"这种事情不着急。"

搭档点点头。我们俩都听明白了，他不缺女人，所以刚刚是指没固定女友。

"睡眠质量……看你精神不错，应该也还好吧？"搭档问。

他："大多数吧，平均下来每个月有两三天不是很好。"

"哦？"搭档扬了扬眉，"能说说吗？"

他："问题出在这里吗？"

搭档："你不说的话，我什么都不知道。"

他侧过头看着窗外在想——这是他第一次有明显的非常性动作。

"是入睡问题，还是梦造成的？"搭档追问。

他回过头看了搭档一会儿："是梦。"

我松了口气，至此之前看起来这个人全无破绽，现在终于有切入点了。

搭档："能说吗？"

他略微垂下目光想了几秒钟，抬头问搭档："假如是这个问题的话，你们能解决吗？"

搭档："不知道。"

他："甚至不安慰我一下？用个百分比？"

搭档："你很聪明，跟你用那种文辞上的花招儿没有任何意义。"

他："你指医生和律师吗？"

"医生和律师？"搭档嘴上说着不用花招儿，但实际上在用一些小把戏试探这个人是否真的有极高的戒备心还是仅仅是习惯性的谨慎。

"嗯，医生和律师。"他略微停顿了一下，"通常，医生和律师哪怕有百分之百的把握也不会跟你说没问题，都很狡猾地把最坏的结果陈列出来。你们不也应该如此吗？"

搭档："哦，不，我没用花招儿，我说的是实话。在你没说之前甚至我连什么是最坏的结果都不知道。也许你来之前仅仅是被某种无端的疼痛困扰，假如我们搞砸了，可能还得加上失眠这一项。如果你心疼钱，还会后悔白白花了不少钱。"

他微微翘了一下嘴角表示自己在笑："不，我接受心理治疗高收费这个设定，因为我知道心理治疗远远难于身体上的治疗。这一点你不需要做暗示。"

"好吧，那么，可以说了吗？困扰你的梦。"说着搭档微微一笑。

我知道他在笑什么——用一个明显容易被识破的圈套来掩盖藏得更深的另一个或者几个圈套——绝大多数情况下人们都会被明显的圈套所吸引住，并自以为识破而放松警惕。

他："嗯，大体上就是梦里被伤害一类的吧。具体我真的不记得了，似乎是被袭击？不对，让我想想……醒来的时候没有那种惊慌失措的感觉……嗯……应该是不小心或者难以避免的伤害那种。我隐约只记得大概，当时有点儿印象，但一旦再睡着，更多就不记得了。之后我曾经尝试过记录下来，不过，我说过了，每个月就很少的几次，所以又很快忘了要记下来这回事儿。”

搭档："梦，跟你说过的所谓神经痛有什么关联吗？"

他："我在梦中会感觉到那种疼痛，能疼醒。"

搭档："嗯？那么疼？"

他盯着搭档点点头："对，就是有那么疼，这也正是我后来四处求医的原因。"

搭档："有固定部位吗？"

他仔细想了想："固定……应该是没有固定的，大概吧，太多次。只记得大概。"

搭档："例如？"

他："嗯……头？脖子？牙？我想想……可能还有胳膊？肩膀吧？这个真的记不得了。"

"明白。"说着搭档望向我。

我知道，这是要准备催眠还原了。我们必须"看到"那个梦到底是怎么回事儿。

在将近一小时的询问和我的耐心解答之后，他终于有点儿不大情愿地坐到了催眠的大沙发上。

"其实我还是觉得不一定非要催眠。"他看了看我，又看了看摄像机。

"的确，不一定非得要催眠。"我小心翼翼地避开他的防御机制，"但是刚刚我们一起分析过了，这样是最快的，也是最直接的，你也同意了，也签字了。假如现在反悔的话，可以，这种事情一定要自愿……"

搭档接过话茬："你想多花点儿时间我们不介意，而且也有可能不通过催眠还原梦境来从其他角度绕到问题的根源，但从目前看，没有比还原梦境更好的切入点了。你觉得呢？或者你需要时间认真考虑下也成，我们再约时间。"

他不动声色地又沉默了几分钟，然后眼里闪烁了一下，抬起头看着我们，点了点头："那开始吧，既然已经来了。"

搭档意味深长地看了我一眼，我没明白，但也没时间解释了。接下来我故意用很枯燥的术语向他解释及说明。

他绝大多数时间都是看上去面无表情，这点很麻烦。不过最后我还是把他聊得放松戒备了。

这期间搭档一直歪着头盯着他的背影看。

"很好，你现在已经可以看到向下的楼梯了……"

"我……看到了……楼梯……很长。"

"是的，沿着这个盘旋的楼梯走下去……"我观察着他，这个人即使是在催眠状态中也是不动声色的样子，而不像其他被催眠者那样有轻微的表情变化。

"我在走……"他呢喃地重复着我的话。

我："楼梯很长很长……"

"很长……"

我："很好，你看到楼梯尽头那条很窄的、笔直的通道了吗……"

他："通道……是的……通道……我看……到了……"

我："通道的尽头是一扇门……你会走到那扇门前，并且打开它……"

他："……我打开……我……打……打不开……它被……锁住了……锁住了……"

我心里一惊，没想到他在这里居然有一道防御。

我："没关系，那并不是锁住了，那扇门一直都很难开，很涩……你会打开它的……"

他："我……会……打开……"

我："是的，当我数到'1'的时候，你会打开这扇门。"

"会……打开……"他略微不安地动了动肩膀。

"3……"我故意轻声且拖慢声音，以防触发他的防御觉醒。

"2……"他右手的确有握紧的动作。

"1……"此时搭档正略显紧张地啃着大拇指等待着。

我："你已经打开这扇门了。"

他肩膀略微抽动了一下："是……的……我……打开……打开了……"

我和搭档都松了口气。

我："告诉我，你现在在什么地方？看到了什么？"

他："在……街头……有……有行人……"

我："是你熟悉的地方吗？"

他："是……我……每天上……班都经过……经过这里……"

我："那些行人，都是什么样的？"

他："都是……普通……的人……"

我想了想，决定帮他推进进程："你是要去上班吗？"

他："我……不用……去……我……站在……站在这里……就好……就好……"

虽然此时他的脸上保持着平静，但肢体显得略微有点儿紧张。

我："你是在等人吗？"

他："我……我……在等……天黑……"

我："为什么要等到天黑呢？"

他略微舔了舔嘴唇："天黑后……他们……就……不会碰到……我……不会碰到……我了……"

我："你是想说，天黑就不会碰到熟人了吗？"

他轻皱了下眉："天……天黑……他们……碰不到……我……不会……不会疼……"

我明白了，他指的是碰撞。

我："你很怕路上的行人碰疼你吗？"

他："很疼……很疼……"

我："路上的行人会伤害你吗？"

他："是……是的……"

我："那么……他们是怎么伤害到你的呢？"

"他们……他们都会踩到……我……很疼……"他呼吸略微有些急促，并且咽了下口水。我记得他说过，梦中的疼痛都来自上半身，而不是脚。

我看了一眼搭档，他此刻很专注，完全没有留意其他任何事情。

"能告诉我，那些人是怎么踩疼你的吗？"虽然有点儿危险，但是似乎我只能抓住这条问下去，"是踩到你的脚吗？"

他："他们……他们会……踩到……踩到……我的头。"

"他们是怎么踩到你的头的呢？"我被搞糊涂了。

他："他们……会踩到……我的……头……"

我再次望向搭档，他此时也正看着我。我皱了下眉无声地问现在该怎么办，搭档愣了几秒钟，伸出两根手指比画了一个走的动作。

虽然明白了，但这个想法吓了我一跳！这是要我暗示他演示怎么被踩到头！

我定了定神，做好被强制终止的打算："到目前为止，你做得都很好。现在，我要你穿过人群。当你走过人群之后，天就会黑了。"

他嘴角抽搐了几下："人群……走过……会疼……会很疼……"

"但是，只有这样才能天黑。"

"……我……"他紧张地绷紧了双臂。

"很好，你就要走进人群了。"我尝试着强制推进。

他张开嘴喘息着。

"现在，你已经走进人群了。"

"踩到了！他们踩到了！很疼！"说着他抱着头弯下腰。

此时，搭档伸出一根手指指向我，我看到了。

我抓紧向被催眠者提问："他们怎么踩到你的头的？"

"踩到！他们……踩到我的……踩到我的影子了！好疼啊！"他痛苦地在沙发上蜷成一团。

搭档站起身快速点点头。

我分秒必争地放出了唤醒提示。

在他几乎全程面无表情地看录像的时候，搭档始终紧紧盯着他的脸。

录像看完了，他似乎松了口气，然后面带诧异地看着我们："怎么回事儿？是踩到我的影子了？但为什么踩到影子我会觉得疼？"

搭档点点头："嗯，这也是我们想知道的，这需要分析。"

他坦然地靠回到沙发靠背上端起纸杯喝了口水："好，那，分析吧。"

搭档抱歉地笑了笑："呃，不是指现在，因为我们要反复再看看，需要时间。"

"哦。今天就到此为止了，对吧？"他放下纸杯站起身，"行，回头什么时候再来呢？"

"通常情况下，提前几天通知你呢？"搭档问。

"两三天？最好提前一周，这样我好把一些事情排开，可以吗？"说着他尽可能压制着动作舒展了下筋骨。

搭档面带微笑地伸出右手："当然可以，一切以你的时间安排。"

他象征性地跟搭档握了下手，又对我点了点头。

送走他后，搭档一声不吭走到会客室沙发边，停了几秒后一头扎了下去，嘴里还很惨地叫了一声。

"你也头疼？"我拿起自己的水杯。

沙发的角落里传出搭档闷声闷气的声音："完全没头绪啊！这都什么乱七八糟的！一丝线索也没有啊！"

我故意缓慢地喝了口水才问："很棘手吗？"

"当然！"搭档抬起头，一脸兴奋的表情，"只有这样才有意思！记得他看完录像那个平静的表情吗？完全没任何破绽！也没一丝一毫的震惊。"

听着他的语无伦次我摇摇头："你个怪胎……"

搭档跪在沙发上眯着眼想了想，扭过头问我："你还有巧克力吗？其他甜食也成。"

我翻出一整板薄片巧克力扔给他，他嘴里哼着歌欣然接过，盘腿坐在沙发上撕开包装，看了看，满意地送到嘴边，把整板巧克力卡在上下门牙之间，"咔嚓"一声咬断一块在嘴里。

我耐心地端着水杯，看着他享受巧克力的甜味和苦味混合在一起，在口腔中四处蔓延。

吃完半块后他抬起头笑眯眯地看着我。

"心满意足了？"我放下水杯。

"嗯哼。"他舔舔嘴唇，"好了，我们来说他吧！"

"OK！"

搭档捏着巧克力盯着墙："很显然，这个家伙把一些什么东西藏起来了，而且很深。"

我点点头："你指双重防御吗？"

"没错。"搭档把巧克力放到一边歪着头，"虽然绝大多数人的梦境都是隐晦难懂的，但假如了解到一些属于个人的'特征符号'的话，想解开那些生涩的隐喻并不难。可这个人不一样。他的梦，在表现的时候居然又加了一层防御，把自己投射为影子。这就奇怪了，为什么本体却是影子呢？把自己投射为其他人，投射为事件，投射为观察者，投射为某种情绪都是比较常见的手法，而那么多能够表现的，却只把自己二维化了，并且直接反射给肉体，这个真的太稀有了。还有，你刚说他是双重防御，说不定在这层之下……嗯，也许不止双重，是三层甚至更多。"

我安慰他："那也没关系，我们解过多层防御，只是多花了点儿时间。"

搭档："是，但防御还有强弱之分，有些只是一层木板墙而已，有些则是高墙深沟铁丝网。"

我点点头。

搭档站起身搓搓手："好了，那咱们先来分析吧！无论如何先解一下各种可能性和成因，反正都要一层一层来。心理学就是这个比较麻烦，没有突破一说，只能按部就班。首先核定重要元素，你听听看有没有不同意见。"

"没问题。"

他开始来回在屋里溜达着："身体的疼痛，先放到一边，那是最后所导致的成因。第一个元素：虽然是他来找的我们，但看起来似乎他并没有那么急迫。从一开始我就觉得有点儿什么不对劲儿，直到他走我才意识到这点。第二个元素：他对从梦境入手这点似乎有些抗拒，不怎么情愿。虽然有些时候我们会遇到这种情况，但，大多是出于对梦境的恐惧或对某些场景的不愉快所造成的……"

我打断他："你等一下，他不愿意被催眠还原梦境，是不是也跟恐惧梦中所带来的疼痛有关？"

搭档停下脚步想了一下摇摇头："不，我不认为他是对这个有所恐惧，而是他似乎惧怕某些隐私性的东西被深挖出来，所以才抗拒。"

"嗯……"我仔细回忆了一下那个人的状态，发现他说的似乎是对的。

"好了我继续。"搭档重新开始走来走去，"除了对催眠的抗拒，加上他的不迫切，还有一个：看完录像之后他松了口气，你应该也留意到了。所以，证明我说他惧怕被深挖出什么是正确的。综合这些，基本可以判断出一个大的元素——有些很重要的事情，他并没有告诉我们，而是刻意隐瞒。很可能，那是直指最终核心的东西。"

我："这要靠你跟他多聊来深挖喽。你看，心理学还是可以突破的。"

搭档伸出一根手指摇了摇："悬。"

我："为什么？"

搭档："如果仅仅是能聊出来，就不会有那么多层的防御机制了。想把这层防御撕开个口子突破没这么简单，除非我们知道最终的那个痛点，否则不能直指目标的话，保不齐会陷到他的防御旋涡中，甚至他有可能会为此建立更多层防御，那时候就糟糕了。所以这个问题小心谨慎为妙，别轻易碰，除非我们能抓到造成一切问题的那个赤裸裸的本体。"

"有道理。"

搭档："第一个大元素确定。那么再来说第二个。看上去还原他梦中的场景是个很普通的环境，但恐怕正是因此才更麻烦，因为我们这行并不惧怕怪异的、怪诞的、超出常理甚至超自然的场景，因为梦的形成机制就是四维甚至更高维度的。梦可以轻易把看似毫无关联的、跨越时间空间，无视臆想和现实，完美地把各种元素集中在一起，并且'啪'地压成一个平面展示给你。可是这家伙的梦居然平淡无奇，所有问题都在自己身上，而所有路人只是扮演着实施伤害的象征，但被伤害的却是影子……这个，才是让人头疼的原因。这个防御层很难搞……相比较而言，进入场景的门上锁这件事，根本不值一提。"

"嗯，"我表示赞同，"他说锁住了的时候的确出乎我意料，在交出部分意识主导权之后还设立障碍，很罕见。"

"按照梦里的设定，路人全部都能够对他造成伤害，这个点很怪。"搭档撇了撇嘴，"理论上讲，那个场景跟他的身份似乎不符。他的生活状态被人羡慕还差不多，但在梦里正相反，很奇怪。而且我们跟他聊过，虽然就几个小时，也基本可以判断出他不是那种猜疑狭隘的性格，虽然为人有点儿冷漠，但跟疑神疑鬼还有被害妄想的特质相差甚远。这点应该也是元素之一。你觉得呢？"

我："同意。"

搭档："所以我推测，他藏的那部分，应该跟自卑有关。"

我想了想，点点头。

搭档："好了，问题出来了，他，为什么会自卑呢？"

我提示："会不会跟性有关？"

"嗯？"搭档停下脚步歪着头看了看我，"你是说，他性功能方面有问题？"

我没吭声，看着他。

搭档抱着肩在认真考虑。而我一如既往地耐心等待着。

过了一会儿，他重新望向我："不可能。"

"理由？"

"如果真是这样的话，他不需要来找我们了，没有任何意义嘛。"说着他继续在屋里溜达着，"如果他在性功能方面面临一些无法修复的难言之隐，那么我们的任何劝解和安慰都不可能解决实质性问题。因为在根本得不到解决的情况下，一切安慰或者解析都毫无价值，无法根除掉核心病灶嘛。所以我不认为是'性'这个点。再有，他的自信和淡定，绝对不是性方面有障碍的人所能表现出来的，回想一下，在提到情感部分的时候，他有一丝一毫的迟疑或者难以启齿吗？没有对不对？OK，那就是没有什么。"

"嗯……你是对的。"我沿着他的思路分析了一下后，表示认同这个结论。

"那么……"搭档双手插在裤兜里皱着眉，"那么是什么会让他自卑呢？他缺什么呢？看起来这个人既不想透露什么，又想彻底解决掉某个问题。可是……这个问题似乎不是很重要，因为他表现出的平静和淡定，感觉并没那么急迫……但，既然不急迫，那为什么要找来这里呢？而且还为此设立层层的防御……这不合理，也不对……还是有问题……"

我提示他："会不会其实他很急迫，只是他性格上属于那种喜怒不形于色的人？记得他处在催眠状态中的时候也没什么表情变化。"

"是吗？"搭档挠了挠头，"嗯……实话说吧，我直觉觉得……似乎有什么问题……对了，当他看完录像后很明显地松了一口气，从这点来看，喜怒不形于色这点似乎不成立……嗯……可话说回来，他平时的确没什么表情变化……看起来很……但我真的直觉上能感觉到有什么不对劲儿。"

我理解搭档此时的困惑，说到直觉的话，我也觉得有什么东西似乎不大对劲儿。我们曾经聊过关于直觉这个问题。简单说就是：我们一致认为直觉并不是一种没有缘由的东西，而是视觉、嗅觉、听觉还有经验，通过观察、分析而快速得到的一个答案。但一切发生得太快了，甚至大脑都反应不过来，所以被称为直觉。而实际上直觉是身体和本能直接得到答案的一种综合反应，具有一定的准确率。而现在的问题是，我们的直觉和这个人所表现出来的一切都是冲突的。

搭档皱着眉溜达了好一阵后，停在小杂志架边，探着头看了会儿，从一堆杂志中抽出一小包不知道什么时候放在那里的花生，撕开包装，倒了一些在嘴里。然后一边把包装袋在手里捏得哗啦哗啦响，一边继续溜达，嘴里还含混不清地嘀咕着："唔……好瓷（奇）怪啊……唔……为什么Z（这）个人看起来无火（所）谓又……唔……不动声鹤（色）的……样纸（子）……唔？这不合藏拟（常理）……难灶（道）他平和（时）装太久……能鹤（彻）底元（掩）盖表情……他的碾（脸）……他的碾（脸）……嗯？啊啊？"说到这儿他突然停住了，愣愣地看着前方。

"怎么了？噎到了？"说着，我正要起身去帮他倒水，他却突然冲到垃圾桶前把嘴里的花生啐了个干净。

"变质了吧？那好像是我上次从航班上拿回来的……"这时我看到那家伙笑了，于是刹住话茬转而反问，"怎么了？你发现什么了？"

他没理我而是傻笑着看着前方。

我默不作声地任由那家伙白痴附体般站在原地足足半分钟。

"我明白了！"他点了下头，用袖子飞快擦掉嘴边的食物残渣，同时四下乱翻着，"电话！我手机！"

"你就不能表现得像个成人吗？"我从窗台上拿起他的手机，又抽出几张纸巾一起递过去。

他一声不吭接过手机翻了一会儿，举到耳边坐回到沙发上。

几秒钟后看样子他接通了电话："你下周哪天有时间……嗯？周一？不行，我休息，除了周一……嗯哼……哦……我想想……周三？那就周三。来我诊所吧，帮我看个人，半小时就好，只看看，什么也不用说，回头单独跟我说就成，只要看看这个人有没有……对对，就是看这个，嗯嗯……什么？收费？呸！跟你说了……咦？哦……也成……嗯嗯……那下周三见！拜拜！"说完，他点了下屏幕随手把手机胡乱扔到一边，又拿起吃了一半的巧克力开始啃。

"什么情况？"我问。

搭档跷着腿得意扬扬地看着我。

"你以后还想不想要零食供应了？"我要挟。

他笑够了舔了舔嘴唇，从小茶桌下面抽出本子飞快地在上面画着什么，过了一会儿把本子扔给我："这种案例还从没遇到过呢，虽然看着复杂，但其实简单得鸡飞狗跳。"

我接过本子没理他的胡乱用词。

本子上潦草地画了一个戴着巨大面具的小人。

我看了好一阵没看懂什么意思。

"你画得也太烂了，这都什么啊……"

"整容。"

"什么？"

"我是说，"他深吸了口气，"这个家伙，整过容。那张脸，你不觉得……"

我恍然大悟："那岂不是……等等，你是怎么推断出来的？"

搭档收起了那副嬉皮笑脸的样子，皱着眉抱着肩靠回到沙发背上："他的表情很少，略显僵硬。"

我："就这个？"

搭档："足够了。综合他所说的，我们看到的，还有分析的，就足够了。"

我："如果不是呢？"

搭档："所以刚才我约了懂整容方面的人来看，看完就知道了。但不是的可能性极小。干这行除了理论知识外，还要靠直觉和感觉，不是吗？按照目前的推论很多都是无法解释的死结，但，假设一下，他整容了，那么再试试看，是不是一切都能说得通了？"

我想了想："的确是说得通了，但……好吧，我承认对于这点来说，虽然能说通了，但我总觉得……嗯……怎么讲？似乎缺乏点儿什么……你明白我说的是什么吧？"

搭档看着我："你，太理智、太有逻辑了，右脑，尝试用右脑来思维。我们这行在很多情况下真的要靠大胆的假设才能找到通往真相的那条路。假如只用纯粹的分析和逻辑，往往会是死路一条。"

"好吧，"我没再对这个问题纠缠下去，"假如真的是这样，那岂不是没什么难度了吗？"

搭档："如果我的推测是真的，那么难度反而加大了。"

我："加大？为什么？"

搭档："我猜，在梦中他之所以把自己投射为影子，而且是那种全体都能对他造成伤害的影子，是因为，影子才是他的本体。而梦中所谓的伤害，是一种纯粹心理上的映射——从前他的面容丑陋，使得所有人的目光都会对他造成伤害。而现在，他的本体藏起来了，藏在英俊面容之下，但曾经来自陌生群体的目光对他所造成的伤害，并没有被消除掉，反而跟随着他把真实的自己隐藏转移为心理问题……嗯……之一。"

我："之一？我怎么没看到还有其他？不是问题都找出来了吗？"

搭档："绝不可能那么简单。OK，这时候就该用左脑来理性分析了——从他描述的时间来看，整容最少也有六七年了。这六七年前被深埋起来的东西，很可能早已生根发芽，现在也许正在孕育成一个怪物。我认为他应该已经意识到有什么不对劲儿，所以才尝试着去解决，但肉体上没有检查出任何问题之后，他知道心底的那些东西的确有些棘手，这一点是性格所致——他无法容忍有潜在的问题，所以，才来找我们。可是从他平和的态度看，很可能，他正在被侵蚀，他不仅仅是看上去有些僵硬、冷漠，他的性格和为人甚至也在跟随着自己的那张面具脸变得僵硬、冷漠。"

"嗯……有意思……的确说得通，而且……的确能感觉到是这样……"

"对。他的真正的自我，已经随着整容，同他真正的面容一起，被埋起来了。但刚刚我说过了，从心理学上讲，埋起来是个很糟的方法，因为有些东西，是会生根发芽的。而他，所表现出来的就跟他那张假脸一样，他的情绪，他的态度，他的几乎一切都深藏起来，躲在那个英俊的面具下面……假如，我是说假如，有那种直接能看到内心的人看到他，那看到的一定不是个人，而是个怪物。你明白我在说什么吗？本体，怪物的本体已经彻底跑出来了。"

我被吓了一跳："有那么严重吗？"

搭档皱着眉："实际上会更严重。"

说到这儿我们都沉默了，过了一会儿，我问："要我跟他约下周三吗？"

搭档："嗯。"

我："如果不是呢？"

搭档："你指整容？不是的可能性很低……我的直觉是。"

我："这么有把握？"

搭档："还记得他描述幻痛的感觉像什么吗？"

我："割伤。"

"嗯，"搭档点点头，闭上眼睛，"下周三见分晓。"

四天后。

搭档最初和他的对话非常谨慎——在保证不绕过一些重点的情况下还要避免针锋相对的正面冲突。这很难。虽然和那个看起来吊儿郎当的家伙合作几年了，但这种情况很少见。我知道自己没有插嘴的余地，只好默默地监视着录音、录像设备——这是搭档之前要我做的——在患者目前还不知情的情况下。

"说到这儿，我想问一个问题。"搭档面无表情地看着他。

他也一副面无表情的样子回应："哦，是什么样的问题呢？"

搭档："一个需要你如实回答，不可以撒谎的问题。"

他做了个嘴角上扬的动作表示自己在微笑："工作之外，我很少撒谎的。"

搭档点点头："请问，你认为，对你来说什么样的伤害算是刻骨铭心，让你难以释怀的？"

他："这个问题的答案太泛了……"

搭档："一点儿都不泛，我来举个例子好了。欺骗？背叛？蔑视？诽谤？羞辱？明白了吧？我指的是这个。"

他平静地看了搭档一会儿："这要看是谁对我施与的这些了。假如是亲密的人恐怕伤害会加倍，假如……"

搭档打断他："不不，我没说对象，我只说伤害本身，至于是谁对你施加的伤害那不是我的问题。"

他微微皱了下眉："假如这么算的话，无论哪种伤害都会是难以抚平的……可以多选吗？我可能会选很多。"

搭档："不是全部都选上吧？"

他保持着嘴角的上扬："都选上会不会显得我太狭隘了？"

搭档："你会选择报复吗？"

他轻微地歪了下头："报复……是很幼稚、很没有意义的一件事……"

"但是有快感。"搭档紧盯着他的眼睛。

他抿着嘴唇想了想："对，可之后会感到空虚。"

搭档："你试过？"

他用鼻子长长地出了口气："算是吧……"

搭档："一定不是感情方面的，对吧？对你来说，那种事情，太低级了，也太无趣了。"

他的目光飘向窗台边的桌角。

搭档："让我猜猜看，你应该是个很有才华并且很有能力的人，对吗？但是曾经因为某些原因，使得你的这些能力并不会被人认可，但很显然，你已经摆脱掉那种状态了，之后呢？你报复过他们，对吗？"

他还是故意错开目光一声不吭。

搭档："我甚至可以倒推一下。在你实施真正的报复之前，你还是很有快感并且享受这一切的。例如，对女人方面？例如，对一些无关紧要的人？之前因为外表的原因，你很难博取到他们的注意，而某个节点之后，一切都不同了。对吗？"

他下意识地摸了摸脸。

搭档："所以你最初的报复只是纯粹的恶意，一开始就打算去享受那种报复的快感，而越往后，你越发现这并不是很有趣，因为毕竟……"

他打断搭档："你说对了，我的确整过容。"

搭档及时刹住话茬，保持沉默看着他。

他略微扬了扬头，抬手摸了摸紧挨着下巴的那部分脖子："很久以前，我曾经踌躇满志地以为能力代表着一切。但后来发现，背景和外表才是能够帮我打下坚实基础的重要条件。我很失望，也很失意，甚至为此玩世不恭过。可是，在没人注意到的情况下，所谓的玩世不恭即便被人注意到了，只能是丑人多作怪而已。除了让人觉得这是一个狂妄之徒外，没有任何实质性的好处。所以，我改变了自己的样子——变成你现在所看到的样子。"他收回目光直视着搭档，"然后，我几乎花掉之前所有的积蓄，把自己打造出一个很……励志的身世。大体上都是一些谎言。例如：我出身于富二代家庭，衣食无忧到十来岁，但是突然遭遇横祸，家道中落。但我并没气馁，也没灰心，而是打算凭借自己的双手重新开始，再度辉煌之类。你知道吗？当有了一张英俊的脸之后，我甚至敢充满自信和真诚地看着任何人的眼睛，不动声色地说出那些谎言，当然，加上我与生俱来的一些特质。而每一个听了那些谎言的人都恨不得热泪盈眶地回应：你一定会成功的。之后如你所说，我玩了一些女人，甚至是当年我觉得高不可攀、遥不可及的女人，她们中有一些甚至给了我你想象不到的帮助——我指的不是钱本身，而是一些资源、圈子，那些一般人够不到的资源。反过来，进了那些圈子后，我就如同镀了金，可以凭借一张脸和更多新的资源，还有我的能力——能够足以承载我的野心的能力，没用太久就能够开始实现我的梦想。在一些人看来，我差不多算是个活着的励志传奇，许多人拿我当作榜样，甚至还有我当年的老板。他丝毫不记得手下曾经有我这么个人，想想有点儿好笑，但也很可怜。现在我把他收在手下了，直到现在，他对我都是感恩戴德。"

"你把自己曾经工作过的、他的那家公司搞垮了？"搭档问。

"啊，公司？"他不屑地摇摇头，"只是个小作坊罢了，凭之前的我怎么可能入职到像样的公司？只是个很小、很小的小作坊罢了。而且，弄垮它真的没费什么力气。那些已经不重要了。至此，我可以尽情施展我的能力，我知道我能做到，我也知道我一定会成功，因为我欠缺的只是一个外表。现在，我想要的都得到了，可……可是我却始终没办法像开始那样得到快感了，你知道这是为什么吗？"

搭档："因为一切都在面具之下，一切都在现在这张脸之下，而不是原本的你。别人看到的、奉承的、巴结的、讨好的，全是这张脸，而不是真正的你，所以你的报复性的快感，越来越弱，甚至无从发泄。"

他再次避开搭档的目光点了下头："是这样，但是我选择的方向，是我选择的，而且到现在我都不认为自己当初的选择是干了件蠢事，我做得没错。只是，我不知道该怎么面对我自己了。继续享受吗？但似乎我只是个冒名顶替者，一切虽然都在我手里，却不在我手里。说起来很奇怪，是吧？可实际就是这样的。不但如此，还有更多别扭的地方，就是那种……那种……我说不明白……"

搭档："你的梦里已经表现得很明白了。"

他扬了下眉："哦？你看出什么来了？"

搭档："你知道你的幻痛是从哪里来的吗？"

他："我觉得应该是……是整容之后的那种疼痛的……幻觉。不是吗？"

搭档："不是。"

他："那是哪儿来的？"

搭档："影子。来自你的影子。"

"唉……"他叹了口气，"看来你也不明白，只是套话罢了……"

"等我说完。"搭档打断他，"你在梦里的影子，就是原本的你自己，而疼痛，是一种几乎歇斯底里的压抑。我知道你目前的感受，我很清楚这点，你的幻痛和你对现在自己身份、地位的不真实感，正相反。"

他的表情变得凝重起来。

"你的幻痛，才是真实的。"搭档终于抛出这个转折点，"你的本体，成为了影子，而现在的身体，只是你制造出来的一个虚幻的投射。所以去享受成功之后的一切，都不是真正的你享受到了，而是那个虚幻的投射。这种情况下，影子，也就是你的本体，反而是一种被利用的感觉，就好像当初那个默默在背后付出努力，所有光鲜却被别人占尽的感觉一模一样。是这样吧？"

他喉结动了下却没说话。

搭档："那么，一切又回到以前了，几乎被忘掉的被利用、不被重视的感觉，又回来了，你的影子开始承受着曾经的你所承受的全部伤害。所以，在梦中，你畏惧、胆怯、自卑、压抑、痛苦、煎熬，虽然是光天化日之下，虽然是熙熙攘攘，但你一步也不敢走，你要等到天黑，你要等到黑暗掩盖住你的本体才敢动一下，否则你不敢迈出哪怕一步，因为你怕再次被伤害，你怕别人看到你的脆弱与懦弱……"

他摇了摇头："也许前面你说得都对，但懦弱……我不认同。你知道决定去做一系列的手术以及之后的恢复有多难熬……"

搭档打断他："你把自己藏起来，难道是勇敢吗？"

他看着搭档张了张嘴，没再说下去。

搭档看了他一会儿，站起身，接了杯水放到他面前："我不想去猜你都经历了什么，我也不想胡乱安慰你。从你上次来，我就说过了，你很聪明，所以跟你说那些空泛的宽慰毫无意义。你选择了用自己的方式生活，用自己理解的去看待，用自己的选择去获取，你就得承担这一切的后果，无论那是什么。正如你从未抱怨过'你不知道我曾经的苦难你无权发表意见'一样，你知道这是一句蠢话，因为每个人的现在，就是正在承担着自己的过去。所以，对于你现在所承担的'真实的虚幻感'，还有藏在'幻痛中的真实感'，除了你，任何人都无能为力。至于现在，我把我看到的、能说的，都说了，就这么多。至于今后怎么办，就算我坐在这里，在你面前，跟你说上一年也毫无意义。一切只能你自己解决。就在你上次走之后，我们分析你的梦境发现你的潜意识在心里设置了不止一道防御的时候，我就在想一个问题。"说着，搭档重新坐回到他的面前，盯着他的眼睛，"我在想，有些时候，搞心理分析帮人解决一些问题，难道真的要挖掘到最深层、最核心的部分，才能有所改变吗？我们真的要那么做吗？这是唯一的解决方法吗？这是最终的目标吗？这个问题一直在我心里盘旋了很久落不下来，而当你今天自己说出那些的时候，我明白该怎么做了。"

他好奇地看着搭档，期待他说下去。

搭档："我再说一遍，你，是个聪明人，跟你兜圈子，打攻防战，搞那些心理上的小花样、小手段，外加各种暗示、分析，会花去你我太久的时间。到头来也许能让你稍微感觉好那么一点点，但总有一天，我们都会发现：蠢透了，我们只是浪费了彼此的时间。其实很简单，我告诉你你在那个梦里为什么是那个样子，就够了，足够了。你能够自己摆平这件事的，至于那一层层的防御机制如何破解，以及藏在这之后的到底是什么，我才不在乎。如果你忘了你是谁，那只能说你太脆弱了，你根本承受不起自己曾经的选择。你选择了用某个方式长成了自己想要长成的样子，你就得接受这些。后悔这个词，不是为你准备的，你也没权利后悔。事情就是这样。"说完，他直起身轻松地靠在沙发背上，"你选的，你自己承担。"

他百感交集地看了搭档好久才喃喃地开口："你说得没错，是该我自己承担……是该我自己承担……没错……"

"明白了？"搭档问。

"明白了。"慢慢地，他笑了，虽然还是那个嘴角上扬的表情，但能从他的眼睛里看到他的确是在微笑，"谢谢你，我想起我是谁了，我也知道该怎么办了。"

搭档把水杯往他面前推了推："那幻痛，怎么办？"

"我他妈不在乎。"他看上去笑得很开心。

"真长见识。"这是我跟搭档说的。

"嗯，"搭档表示同意，"这是咱们头一回见这种案例。"

"不，"我纠正他，"我是说你。"

搭档一脸莫名其妙地看着我："我？我怎么了？"

我："我是头一回见到不去触碰防御层而解决问题的。"

搭档："他的防御层全是假的，就跟洋葱一样，一层层剥开，到最后什么也没有，那是个彻底的圈套。"

这回轮到我一脸莫名其妙地看着他了："你说什么？"

搭档歪着头想了一会儿："这一点我是今天才发现的，因为最初跟他聊的一切，其实都是空的，真正的核心问题就在一点上——自己不接受，因为一切不够完美。"

我："什么不够完美？哦，你是指外貌，对吧？嗯……这么说的话……还真是。"

搭档："对吧，所以跟他说一万遍，兜圈子找更多东西出来也没用，倒不如放弃攻下那些防御机制，直接拿个话筒喊：你爱怎么样随便，我不玩了，事儿都是你的，不是我的。喊完走人，他反而能明白。"

我笑了："所以说，我没说错啊，长见识了。"

搭档："不，个别事情个别对待，这算特例，他真的是个聪明人，所以点到就撤完全没问题。换成别人这么做就不成，分人。"

"嗯，"我表示认同，"对了，你最后干吗告诉他咱们找整容医师冒充患者看他的事儿？还有那个你让我偷偷录的摄像机也跟他说了。为什么？"

搭档："我只是在暗示，有时候坦诚不会让人反感，关键在那个'诚'字，必须是真的。希望他今后面对的时候能从容一些，别那么孤傲。包括录像的问题告诉他了也是这个意思。还有就是，我觉得让他自己重新多看几遍今天的对话，对他今后是非常有益的。至于怎么个有益法我也说不明白，但直觉上认定这么做没错。"

"嗯，有道理。"

"这个案例，还是挺有价值的。可以作为一个某种心理问题的标准范例了。"搭档站起身活动了下上半身，"他的问题和他的防御理念一模一样。"

我："有吗？"

搭档："想想看，他的层层防御虽然很坚固，也很难突破，但都是虚张声势的，因为真正的问题并不在这些防御之后。他本身的问题点在哪儿？疼痛？那是真的疼痛吗？"

我仔细整理了下他所说的，明白了，于是点点头："嗯，幻痛。"

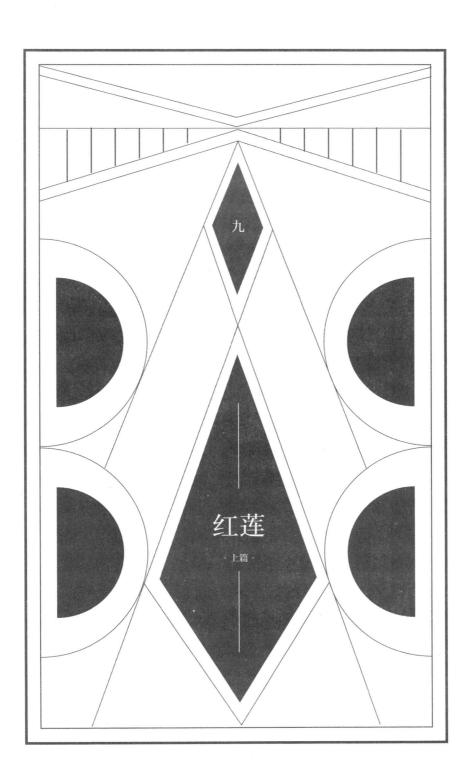

九

红莲

·上篇·

从她一进门起，我和搭档都看出她神情中带出的焦虑、不安，似乎还有恐慌。

"我只做咨询可以吗？"这是她开口的第一句话。

"是方向性的心理咨询还是不确定的那种？"搭档边问边不动声色地打量着她。

虽然已经是四十多岁的年纪，但依稀能看出她年轻时的光彩动人，而穿戴显示出她优越的生活状态。通常按理说这类人应该是那种有涵养懂礼貌的人，但她却没有一句寒暄客套直接发问，这让我多少有些诧异。我猜她直奔正题最大的可能性是急迫——某种问题使得她很急迫。

她："嗯……我也说不好，就是关于梦的。"

搭档并没立刻追问，而是故意慢条斯理地起身、让座，然后继续保持着平静的态度："噩梦？"

她的不安变得更明显了："对，是噩梦。"

搭档："哦，这已经算是有明确的方向性了……你常做噩梦吗？"

她点点头。

搭档："是同一种类型？或者，甚至是同一个梦？"

她深吸了口气稳定住自己的情绪后又点点头："差不多是同一种……或者同一个……梦。"

搭档："有多久了？我指你开始做那个梦到现在。"

她："一年多了。"

搭档："唔……有多少次还记得吗？"

她："太多次了，我没数过。"

搭档："哦……那，你还记得内容吗？"

她盯着眼前的小茶几咽了下口水，我留意到她双手紧紧抓着放在膝盖上的包。

搭档耐心地等了一会儿："不方便说？"

她："没有，方便说……但我能记住的不多，印象最深的是在一个很大的地方……像是古代深宫，有很多很高的墙。我想去某个宫殿，但无论怎么走都是在那些有高墙的通道里，通道像是迷宫一样，无论如何我也走不出去……然后，然后发生了什么，好像是我快找到宫殿，再后面的就不记得了……可是醒来后我浑身都是汗，床单和睡衣几乎湿透了……印象中就是这些。医生说是体质虚弱导致的盗汗，但我肯定不是那种，因为只有在做那个梦的时候才会这样。"

搭档皱了皱眉想了想："醒来的时候是被惊醒的吗？"

她："不是。"

搭档："梦里有东西在追你吗？"

她垂下眼睑停了几秒钟，似乎是在回想："没有，我不记得有东西在追我。"

搭档："嗯，我能简单地问你几个问题吗？有关你生活方面的。这之后我就能判断出你需要的仅仅是咨询还是别的什么。如果不是简单咨询的话，接下来找症结所在就是收费的项目了。你接受吗？"

她："要花很长时间吗？"看来她在乎的是时间而不是钱。

搭档："你指问题还是后面的治疗？问题不怎么花时间，找到症结就不知道了，也许很长——在相当长的一段时间内你每周最少来两次。也许一共就需要短短的几天，这个不好说，目前没法判断，毕竟你还什么都没说呢。"

她没吭声，低着头似乎在犹豫。

"要不这样，"搭档探身把待客的纸杯向她面前推了推，"你先考虑下再做决定，假如今天没时间那就回去仔细考虑。我们这里周一不营业，不过看你时间，你可以打电话提前预约……"

"不用，你先问吧。"她打断搭档。

搭档微笑着点点头，放下手里的水杯转身接过我递出的笔和记事本后不慌不忙地打开："请问你的年龄和职业？"

她："41，结婚后就不再工作了。"

搭档点点头："有孩子了吧？"

她："两个孩子，一个男孩一个女孩。"

我边跟着记录边盘算着一会儿该如何进行催眠诱导——因为目前还不清楚她声称"不记得梦境"到底是真的还是假的。如果是真的，可能需要大量的时间才能诱导出来，因为那是潜意识压制了那部分记忆，清醒状态下则很难使它浮到意识层。假如不催眠恐怕会持续好几个星期来进行交谈才能让她在有意识的情况下慢慢打开某种心理防御机制。如果是假的，那则更棘手，因为需要我们花上几倍的时间来慢慢消除掉她的心理屏障后，才能得到我们想要的信息。可是突破那层屏障的时间越久，就越容易产生某种程度上的心理依赖，这是我们不愿看到的结果——因为一旦发生移情就不好办了——实际上这是每一个心理医生都不愿看到的结果，因为这样就等同于失败。但，在很多时候这是没有选择的选择。

十分钟后搭档扫了一眼手里的本子抬起头："基本情况差不多我都了解了，请问你接下来有时间吗？"

她疑惑地看着搭档："多长时间？还要做什么吗？"

搭档停下想了想："还是先做催眠吧。"

她："还要催眠？"

搭档点点头："对，因为目前看你不记得梦境是个麻烦，我们要知道到底发生了什么，否则我们都……"

她："有方法让我不再做那个梦吗？"

搭档诧异地看着她："你是想直接跳到这一步？"

她："我不想做什么催眠，我就想不再做那个噩梦了，我之前查过一些资料，也问过一些人，听说你们都能通过心理手段解决问题，你们就暗示我不再做那个梦就好了，别的什么我不需要。"

搭档耐心地向她解释："我不知道你是从哪儿知道的这个解决方法。但首先，这种处理方式很少有心理师尝试，因为直接掩盖的方式通常成功率是非常低的，而且压制会造成某种程度的反弹，所以这并不能解决你的问题，最好的办法是疏导……"

她打断搭档："你做不到是吧？"

搭档保持着平静看了她几秒钟，然后把身体靠回沙发背上："不追溯到源头就没办法真正解决问题，只能掩盖问题，所以我不愿这么做。"

"是因为催眠的收费更高吗？"她的言辞开始变得刻薄。

搭档笑了："不，因为你提出的不是解决问题的方式。"

她扬了扬眉："那我去找愿意做的人好了。"说着站起身。

搭档也跟着站了起来，并且从小茶几下层抽出一张诊所的名片递过去："没问题。不过假如你还愿意回来的话，提前打个电话给我们，我们会给你留出不被人打扰的时间帮你解决噩梦的困扰，好吗？"

她略微迟疑了一下接过名片放进包里，一言不发转身拉开门走了。

看着门慢慢关上后，搭档坐回到沙发上重新打开记事本。

我："她似乎在……"

"是的，抵触。"搭档头也不抬地接了下去。

我："而且态度上也有问题。"

搭档点了下头："嗯，她不懂得尊重人的原因除了涉及隐私不想让人知道以外，还有一个重要原因是她现在的优越生活是婚后才有的，至于之前……从她梦里的深宫中以及无法到达宫殿只是在曲折通道里，就差不多能看到这点了，再加上之后她轻易就暴露出的刻薄态度，我几乎可以确定她之前的生活过得并不好，甚至可以说是拮据。"

我："嗯，成长环境安定富足，并且家庭成员完整、和睦的生活会让人相对平和、镇定。"

搭档："看上去她应该很满意现在的生活，所以她才更加不愿意让别人知道自己的过去……你知道我在说什么，反正就是这样。"

我："我倒是对她挺感兴趣的。"

搭档："你是指她的梦吧？"

我："嗯，通常那种身处于迷宫，再加上被某种东西追赶的噩梦才会导致几乎惊醒的状态，而且我们都知道那代表着危机感或者不接受某种还未准备好的事物，但她的梦中……没有追赶，这很不寻常。所以我总觉得那个梦似乎埋藏着什么更深的东西。"

搭档合上本子把笔杆一下一下地在脸颊上按："当然是埋着更深的东西，否则也不会这么令她不安……"

我："她会回来吧？"

搭档："不知道。"

我："嗯？我以为你确定她会回来呢……"

搭档："就是因为我不能确定所以才给的她名片，并且强调会为她单独安排时间……这种类型的人，会把以往的生活视为极度隐私，不过……也正是因此才会爆发出问题，你明白我在说什么吗？埋得越深的，越容易产生问题而暴露出来。"

我："欲盖弥彰？"

搭档停了停："是的，欲盖弥彰。"

我："你发现她似乎很在意时间了吗？"

搭档："留意到了。不过，她对时间的概念是要反着看的。我认为，她时间很充裕，没什么事儿，只是用这个来掩饰罢了。"

我："掩饰什么？空虚？"

搭档："不，掩饰她怕被触及的东西。"

我："我觉得……"这时门突然被推开了，她就站在门外。

我和搭档都愣住了。

"我刚才出去是打电话了。"她用谎言为自己找了个台阶。

搭档假装相信并起身把门彻底打开："哦，现在打完了吗？那进来吧。"

她站在原地没动："呃……你们下午没别的人来了吧？"

搭档望向我，我拉开抽屉看了一眼工作排期表："今天没有了。"

搭档又转头望向她。

她迟疑着走进来，略显不安地站在原地，尴尬而不知所措。

搭档关上门，非常谨慎地重新让座后问道："既然你的时间已经腾出来了，那么我能多问一些问题吗？这回的问题要多一些，基本是生活方面的，可以吗？"

她眼神犹疑着想了想，点点头。

搭档重新打开记事本并且看了我一眼。

我起身去催眠室开始准备。

这家伙之所以要继续问一些问题，其实重点并不完全在问题本身。一是为了要让对方产生服从心理，以进一步强化接下来对暗示的接受，这是他的强项——他总是能抓住各种机会无孔不入，这点我的确做不来。二是让对方放松，从而再次降低心理防御等级。因为大多数人在回答简单问题时——例如：你喜欢什么颜色啊，你的星座啊，你的饮食习惯啊，等等，通常都会随着时间的推移而产生戒备疲劳和下意识的松弛感，也就是说这是为下一步催眠做准备——降低催眠失败概率。

这是长期合作形成的默契之一，我们常这么干。

一切准备好后我重新回到接待室。

搭档知道我出来了，但头也没抬地继续一边东拉西扯地问着什么一边在手里的本子上画小人。

搭档："那么，你平时喜欢什么样的运动？"

她："有氧的还是无氧的？"

搭档："分别说说，可以吗？"

看上去她放松了很多，眼神里的警觉和戒备已经不那么明显了。

等她说完后搭档点点头，满意地看了看本子上那个刚刚画出的小人，然后把本子递给我。那页纸上画着一个穿着全套盔甲的小家伙，左手拿盾右手持矛，盾牌紧紧地护在胸前，只有一双眼睛从头盔的缝隙中露出。

看懂了。

"那么，"搭档重新把头转向她，"那么我们就试试催眠吧。并不复杂，也没那么神秘，很平常的一种心理诊疗方法而已。"说着他站起身。

在催眠室安顿好她后，搭档使了个眼色，我们俩借故去了催眠室的里间。他装作拿着一沓资料翻找着什么，压低声音问我："看明白了吧？"

我："你指画的？看明白了。"

搭档："嗯，她防范心理很强，虽然我前面帮你做了铺垫，不过催眠可能还是要花点儿时间，搞不好甚至今天不成功，所以你别着急，慢慢诱导。"

我："嗯，我来掌握，发现问题点你提示我。"

搭档："OK。"

我们一前一后重新回到催眠室，搭档就坐在她斜后方不远处的一把椅子上，我按下摄像机的开关后坐到她对面，打开本子。

看上去她略显不安。这很正常，绝大多数人第一次催眠都是这样。

我："你的手机关了吗？"

她点点头。

我："对了，假如这个姿势你不是很舒服的话，那么换成你喜欢的姿势，躺着都可以。"

她："我要是睡着怎么办？"

我耐心地告诉她："除非你真的很困，但是通常情况下在催眠状态中是睡不着的。"

她："万一呢？"

我发现她缺乏安全感，于是合上手里的本子："是这样，催眠只是让人放松下来，按照我的指示做，并不是真的让人睡着，这些都是由催眠师来掌握而不是被催眠者的主观意愿左右。"我小心翼翼地在有些地方避开用第一人称和第二人称，以免激起她的警觉意识，"所以在整个催眠的过程中除非催眠师什么都不做，否则你很难睡着。"

　　她："其实有时候我会失眠，尤其从做那个梦之后。"

　　这对我来说是个有利的条件，因为很多失眠的人会有疲倦感，这时候意志薄弱，催眠相对容易些。

　　我不动声色地点点头："没关系，我们现在就是在尝试着帮你解决这个问题，所以你先放松下来……对，就是这样，身体尽量向后靠，让自己更舒服些……很好！"

　　她比我想象中更快地进入到了松弛的阶段。

　　"就是这样，放松……先从你的头部开始，一点点地想象着让骨骼和肌肉都松弛下来……"

　　"好……接下来……让皮肤也放松下来……你可以感觉到毛孔逐渐张开，很舒畅的……对……就是这样，你感受到了……"

　　"很好……你的头部已经靠在沙发上了，所以颈部也可以松一口气了，慢慢放松……"

　　逐步诱导非常有效，她垂着眼睑歪着头瘫坐在沙发上。

　　"好了，现在是身体……让你的身体松弛下来，你会有一种松弛下来的舒适感觉……"

　　我看了一眼搭档，此时他正歪着头略显无聊地望向她的方向。

我："你已经被很柔和地托在一团云雾里，你能感到非常舒适……"

她："很……舒适……"她居然已经飞快地进入到接受指令状态，这让我很意外。

我："是的，你感到很舒适……当我数到'1'的时候，你就会重新回到那个梦里，并且告诉我你看到了什么……"

她："好……好的……"

"3……"

"2……"

"1……"

"告诉我你在哪儿。"

搭档开始换成饶有兴趣的表情等待着。

她："我……我在一个广场上……"

我："什么样的广场？"

她："是……是宫殿前的广场……"

我："只有你一个人吗？"

她："是……"

我："你在做什么？"

她："在……走……"

我："你要去什么地方？"

她："我要去……一个地方……"

看来我的问题不对，于是我换了个问题："你的前面是什么？"

她轻微地皱了皱眉："一个……一个通道。"

我："那是什么样的通道？"

她："是……去往……那个地方的……过道……"

我注意到了她对用词的改变："那条过道很窄吗？"

她："很……窄……"

我："那么两边是什么？"

她："墙……高高的……墙……"

我："是什么颜色的墙？"

她："是……是红色的……"我留意到搭档听到这句似乎愣了一下，于是无声地抬头征询他的意见，但是他却摇摇头示意我无须深究这个问题而是继续下去。

我收回目光看着沙发上的她接着问："你知道这个过道通往什么地方吗？"

她："知道……"她的声音听上去有一丝颤抖。

我："你现在走在过道里面了吗？"

她："是的……"

我："除了墙，你还能看到什么吗？"

她："看到……能……看到……"

我："告诉我，你看到了什么？"

她："宫殿……很大的……很辉煌的宫殿……"

我："你想走到宫殿那里，是吗？"

她："是的。"

我："很远吗？"

她："我……不知道……我已经走了很久……很久很久……"

我看了一下时间，实际从她进入到催眠状态到现在才短短几分钟。

我："过道里除了你还有别的吗？"

她："没有……什么都没有……"

我："你能听到什么声音吗？"

她："没有……没有别的声音……我好累……"

我在本子上记下她这种梦境中的疲惫感后想了想，决定压缩一下她梦境的回放："你已经快要走到你要去的地方了，对吗？"

她："就快……就快走到了……"说到这儿她不安地扭动了一下身体，仿佛预料到后面将发生什么。

我："你能看到过道尽头吗？"

她："看得……到……"

我："是什么？"

她："门……是一扇门……"

我："是什么样的门？"

她："圆形的……是圆形的门……"

我略微想了一下："是古代那种圆形的门吗？"

她："是……是的。"看来她的确是指中国传统院落那种月亮门。

我："你能看出它的颜色吗？"

她："暗……暗红……"

我点点头："很好，我要你现在就走到那扇门前，并且推开它。"

她："不……不！"她的四肢开始抽搐，"我不要打开，不要打开门！

不要打开门！"

我："为什么不打开？"我边问边观察着她的情绪变化，考量着何时提前结束催眠。

"我知道门那边是什么！不要！"她的抽搐越来越严重，已经变成了痉挛。

我觉得她就要自主醒过来了，于是抓紧时间问："门那边是什么？你知道什么？"

她的呼吸非常急促："不要！不要！！就要开了！！就要开了！！！救我！救救我！！"看样子她就快要醒来了。突然，她做了个让我们吃惊的动作：抬手去推——看样子像是去推门。

我忍不住去看搭档，他和我一样愣住了。

当我收回目光时，发现她已经睁开眼并且脱离了催眠状态，正恶狠狠地盯着我："你们究竟对我做了什么？"说完四肢无力地瘫软在沙发上。

我被吓了一跳。

看完刚刚录制的视频后她逐渐恢复了常态："我想起来了，就是那个梦。"

我："其实你在梦里看到门后是什么了，对吗？"

她皱着眉认真想了一下："好像是。"

我："那是什么呢？"

她眉头皱得更紧了："我真的一点儿印象都没有了，只是隐约记得……嗯……好像是很开阔的一个地方，而且……似乎有一片光……

嗯……是光。"她的烦躁不安显示出她并没撒谎,而是真的在努力回忆。我瞟了一眼搭档,他面无表情地冲我点点头。

我:"你能记得的,除了刚才的以外还有更多吗?"

她咬着嘴唇停了一会儿:"嗯……在推门的时候,似乎……有声音……但我记不清了,我不是很舒服,有点儿头疼。"

我点点头:"嗯,我知道。"那是她自主从催眠中醒来的副作用。

送走她后我们回到催眠室,搭档坐到她刚才坐的位置,蹬掉鞋、盘起腿陷入了沉思。我翻看着刚才所记下的要点,耐心等待着。

等了几分钟我才开口:"这个……不合理啊。"

他点点头:"是的,非常不合理。"

我:"重建梦境的时候她没有丝毫被强迫的特征,也没有一丁点儿不自主的情况,但是却充满了恐惧,而且……而且当她很清楚要前往的地方有问题的时候却依旧……这很不正常。"

搭档点点头,用拇指的指甲在嘴唇上划动了一会儿:"更重要的是,最后明明她曾经看到过,但是却不记得门后是什么,即便几秒钟前刚从催眠中醒来也一样……这也就意味着,是潜意识刻意藏起了那一幕。"

我:"虽然看上去不像撒谎,但实际上她真的没撒谎吗?"

搭档抬起头看着我:"一半一半。"

我:"为什么这么说?"

搭档:"让我们从头说吧。"

我："好。"

搭档靠在沙发背上："从刚进门时看来，她是那种非常自我甚至是有点儿傲慢的性格，态度上的缺乏礼仪，蛮横、刻薄，等等——这个原因我们前面分析过了——她曾经的生活环境不如意，我觉得这点应该没错。"

我："嗯，性格惯性。"

搭档："所以她梦中那个蜿蜒曲折而漫长的通道是跟过去有关的。除此之外还有一个特征你应该注意到了。"

我："你指通道两边高墙的颜色？不过……古代宫廷的墙壁颜色大多是红色或者暗红色……"

搭档："这是催眠得来的实际情况，但我觉得还是有点儿什么的。因为通常我们记不住梦中的色彩对吧？所以梦中的鲜明色彩一定有其特殊含义的。也就是说，我认为她的潜意识正是因此才把梦中的环境设定为古代——因为现在很少见到那种红色的墙壁。"

我："整个梦境因此而设定？嗯……有可能。那么，要对照实际中我们对色彩的理解来分析吗？"

搭档想了一会儿："应该不能按照那种认知来分析，而且每个人对各种色彩的理解也不一样。"

我："会不会是直接的某种映射……但好像太直接了吧？"

搭档扬了扬眉："你指红色意味着血？我觉得一点儿都不直接，通常梦中的血代表的含义并不是血本身，而真正与血有直接关系的往往又用其他方式来掩盖，这是梦的表现手法和隐藏机制。把血腥表现为红色已经……嗯？红色的高墙？难道……呃……难道……"

我："你不是想说她杀过人吧？或者其他暴力因素？不会这么极端吧？"

搭档愣愣地瞪大眼睛，嘴里喃喃地嘀咕着："开始是空旷的场地……然后红色的……通道……圆形的门……恐惧感……咦？"

我："喂……喂喂，不是真的吧？"

搭档一脸困惑地抬起头望着我："不不，我指的是别的。"

我："什么？"

搭档："她……但是我不能确定。"

我："那，我们从头再来分析一遍？"

他皱着眉停了一会儿："这样不行，因为就凭这点信息真的没法推断出来，咱们已经奔着猜测的领域去了，错误，很大的错误。"

我："还需要催眠？"

搭档松开盘着的腿，蹬上鞋起身走到窗侧望着窗外："嗯，我们一定要知道那扇门后到底是什么，还有，她说隐约有声音也没说明到底是什么声音。"

我："她只记得是一片光……"

他打断我："我猜那是水。"

我："嗯？什么？"

搭档头也不回："我猜她所说的光是一片水域反光……但一定还有别的什么，就藏在那片反光当中……等后天她来，要用更强的暗示降低她醒来的概率。"

"嗯。"我点点头。

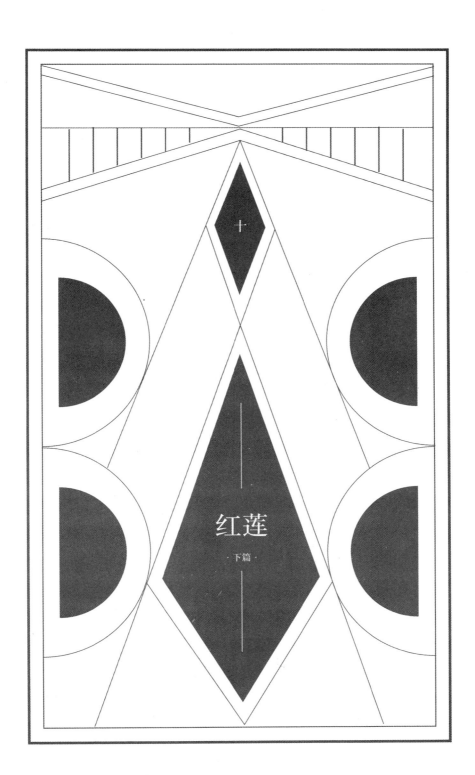

十

红莲

·下篇·

两天后。

"这几天睡得不好吗？"搭档边说边把第三杯水放到她的面前。

她看上去很憔悴，肤色和皮肤质地不再有前天那种精致感，而开始显现出岁月的痕迹。嘴角紧紧地向下绷着——似乎情绪上也有点儿问题。

她端起水杯点点头："我这两天没睡好。"

搭档："是怕再做那个梦？还是……别的什么？"

她看了一眼搭档："如果我说我后悔来找你们，并且告诉你们那么多，你们会认为我是在逃避吗？"

"不会。"搭档保持着微笑并且非常留意语气和言辞上的谨慎，"真打算逃避的话你就不会再来了，一个电话就能……但你还是来了。再说，其实也没说什么，连那个梦都是一半内容，对吗？"

她继续用审视的态度看着搭档："如果我说我今天是来结账的呢？"

搭档："当然可以，我们无权强制你做什么。不过……"说着他翻出自己的本子，打开画着"重铠甲小人"的那页递了过去，"不过我想说，我们不是你的敌人。"

这句话很重要。

她接过本子看了一会儿，面无表情地放下，低下头似乎在考虑。

"那……要不这样，你到催眠室去考虑下要不要继续，我们都在外面不去打扰你，可以吗？"欲擒故纵是这家伙惯用的伎俩。

她又想了想，默默地点点头，无声无息地起身跟搭档去了催眠室。

替她关好门后，搭档回到接待室，坐好，看着我，脸上露出一丝得意的笑容。

"你又发现什么了？"

他狡黠地眨眨眼："她出过轨。"

"啊？"我一时没反应过来。

搭档："这两天我一直奇怪为什么会有那种梦境，虽然门后所隐藏的未知依旧是关键所在，但是之前的那些场景——深宫、高墙、怀着恐惧却依旧前行，等等，是一种象征性的……呃，倒不如说是性象征。"

我："弗洛伊德那套吗？"

搭档："我在说真的，但现在下定论有点儿早，因为我没有足够把握。假如，今天可以得到更多的话，我会全部告诉你。"

我："你认为她今天……"

搭档抬手看了下腕表："十分钟之内她出来的话就有可能，否则就悬了。"

我："长时间的犹豫不决本身就意味着顾忌。"

"嗯，"他点了下头，"我猜对她来说这种事儿应该难以启齿，她的高傲是伪装。"

我："通常，这种……"这时催眠室的门响了。

她出来了，而且有点儿跟刚刚不大一样——身上散发的那种傲慢气息消偃下去很多——看上去她下定了决心。

她："嗯……我……"

"是结账还是继续？"搭档一定要她自己说出来以坚定选择。

她略微咬了咬下唇："既然来了，那就继续吧。"

搭档点点头："好，那我们准备一下。"

"好吧……"她深深地吸了口气。

"还是和上次一样？"在我调整摄像机位置的时候她问。

我："差不多，不过这次我们会试着完整地重建你的梦境。"

她："我需要做什么特别的吗？"

我攥着摄像机遥控器坐到她面前的椅子上："尽可能配合我的指示就好了，不需要你做什么特别的。"

她无声地点点头。

"现在可以了吗？我们还是从放松开始。"我说。

她再次深吸了一口气，靠在了沙发背上："好吧。"

随着我的一步步指示，眼前的她慢慢进入到状态中，意识越来越淡。我看了一眼搭档，他正盘着腿以一种很文艺的姿势用手指托着脸耐心等待着。

我："你回到那个宫殿了吗？"

她："是……是的……"随着指示，她一步步进入到交出主导意识状态。

自从她进入到催眠状态后，搭档就面无表情甚至是带着一丝冷漠地看着她的背影。对此并不熟悉的人甚至会认为他似乎永远只有这种表情，而实际上我更倾向于他专注的时候就是这副德行。

最初的场景几乎和上一次一模一样。

"很好，你做得到的，接下来你会推开那扇门，并且告诉我门后是什么。"我用坚定的语气加强暗示效果。

"我……"她的声音有些颤抖，"我怕……"

"你曾经推开过，并且看过。"我已经不能再加强语气了，只能诱导。

"看过……我看到过……"她呼吸变得略微有些急促，"我推开了……"

我："告诉我，门后是什么？"

"水……是个很大的池塘……水……"她仿佛虚脱般喃喃低语着。

我："你能听得到有什么声音吗？"

她："是……的……"

我："那是什么声音？"

她："风……很大的风声……还有人在……在哭喊……"

我："是谁在哭喊？"

她："我……我不知道……我看不到，只有风声……很大的风声……"

我略微考虑了一下："除了池塘之外还有什么？"

她："没有别的……没有别的……"

搭档无声地在她后侧方向我比画着，我看懂了。

我："水里有什么东西吗？"

她攥着拳开始紧张起来："水里……水里有一朵花……莲花……是一朵很大的莲花……"

搭档和我对视了一眼。

我想了一下后继续问："告诉我那是什么样的莲花。"

她："红……红色的……很大……花苞……还没有开……我怕……它就要开了……我怕……"她的声音开始颤抖。

我："还有别的吗？你能看到的还有别的什么吗？"

她突然开始不接受我的暗示并不断在重复着："它……它就要开了……快开了，我怕……它就要开了……怕……"

搭档对我点了点头。

我让自己的语气保持着坚定与平缓："很好，你就要醒来了。不用怕，当我数到'3'的时候，你会醒来，并且记得梦中所发生的一切。"

她的呼吸越来越急促。

"接受我的指示，1……"

"那只是你的梦，2……"

"3，醒来！"

她打了个冷战，全身松弛下来后，慢慢睁开眼睛。我尽可能平静地看着她。

看上去她很不好，面色阴郁。

"你要喝水吗？"我分散着她的焦虑并且让她回过神。

看上去她似乎稍微松弛了些，盯着自己膝盖看了一会儿，舔了舔嘴唇："我想去洗手间。"

搭档站起身帮她拉开催眠室的门："这边。"

看她进了走廊尽头的洗手间后，搭档回过头，我发现他紧皱着眉。

"怎么了？"我问。

他从牙缝里吸了口气："好奇怪啊……这个说不通啊。我以为她会说水里有什么怪物或者自己跳到水里，但是……"

我恍然大悟："我明白你说的性象征了……"

他完全没理我在说什么，而是抱着肩歪着头继续嘀咕着："难道我推断错了？可是前面很明显，最后怎么突然变成完全相反的呢？"

我："嗯，很不合常理。"

他回过神看着我："如果一切都合常理就不需要我们这个职业了，一会儿去书房跟她聊聊吧。"

她纠结地看了一会儿搭档身后的书架，舔了舔嘴唇。

搭档留意到了这点，顺着她的目光回头扫了一眼，从书架上拿下烟灰缸，放到书桌上她的那侧："如果你想的话，可以。"

她迟疑了几秒钟："你有烟吗？"

搭档微微一笑，从抽屉里翻出烟和打火机一并放到她面前。

她几乎是迫不及待地抽出一支烟点上，尽量克制着贪婪深吸了一口。

搭档意味深长地瞟了我一眼，耐心等了一分钟才开口："那个莲花……"

她脸上露出一丝恐惧的表情并紧张地咽了下口水："我记得。"

搭档："看上去并不是很可怕的东西。"

她弹了弹烟灰："我知道，我觉得可能是那个声音吓到我了。"

搭档："那是什么样的哭喊声？你还记得吗？"

她："我说不清，好像是很多人在什么地方哭吧……风声很大，就像北方冬天那种大风似的……也许是风声给我的错觉，没听清。"她在撒谎，因为重建梦境时她非常清晰地描述：风中有哭喊声。

"唔……"搭档点点头后突然换了话题，"你有宗教信仰吗？"

"没有。"她的回答几乎不假思索，这让我有点儿意外。

搭档："那你父母和你先生呢？"

她自嘲地笑了笑："我爸妈烧香拜佛，我老公是基督徒，很混乱吧？"

搭档："有自己的信仰倾向很正常，这没什么。"

她："我看着他们就烦，不过有时候还是耐着性子陪他们去庙里或者教堂。"

搭档："你父母曾经逼迫你选择过信仰吧？"

"你说对了。"她深深地吸了一口后歪着头吹掉烟雾，把身体靠回到椅背。这套动作非常娴熟，看上去像是个不良少女的举动。"原来爸妈老让我跟他们一起搞那些，但我没兴趣。时间长了他们也就不说了，现在想起来还唠叨几句。我老公从没要求我什么，只是偶尔让我陪他去礼拜……你到底想问什么直接说吧，反正我都来了，催眠都做了两次，你们也完整地知道那个梦了。"

搭档目不转睛地看着她："你有情人吧？"

她怔了一下，无声地点了点头。

搭档："多久了？"

她："保持了一年左右，半年前断的。"

搭档："因为开始做那个梦？"

她："对。"

搭档："但是梦没停，对吗？"

她用力抿着嘴唇："嗯。"

搭档："你很想再找个情人，而且我猜你身边应该不缺男人围绕，但是因为这个梦你才有所顾忌。"

她抬起眼看着搭档，目光有些严厉，但一言不发。

"我不想给你什么坚守妇道之类的建议，我只是想把你心里那个疙瘩解开。"搭档注意到她抵触情绪的萌生，开始小心翼翼起来，"你很满意眼下的生活质量，我指物质上的，但是心理和生理上的一些……嗯……你认为有欠缺。"

她："生活没有十全十美的。"

搭档："缺少你要的刺激性，对吗？"

她表情稍微松弛了一些："不过还是断了，跟那个男的。不仅仅是那个梦的原因。"

搭档："但是你的恐惧……说实话，你梦里所表现出来的恐惧感，倒像是从思维深处某个记忆中来的。"

她在烟灰缸捻灭香烟后静静地想了想："嗯……我说不好，但是很怕，也许……是受我爸妈的影响吧！看到跟宗教有关的场景自然而然就有……"她说到这儿的时候搭档突然眼睛一亮。

她愣了一下停住话茬："怎么了？"

搭档："嗯……你能等我几分钟吗？最多五分钟。"我从来没见过他无端中断这类问询。

"嗯……你……要是你们不方便我下次再来也成，是想起什么事情没做了吗？"她似乎有点儿不安起来。

搭档："不不，跟你有关，最多就五分钟！"

她："好吧……"

话音未落搭档已经跑出书房去了催眠室。

我跟她随便客套了几句后也去了催眠室。推开门后发现那家伙正抱着笔记本电脑在敲字。

"你……还好吧？怎么了？"我凑过去看，发现他看的不是视频录像也不是资料，而是在网页上搜着什么。

"帮我倒杯水给她。"他头也不抬地跟我说，"几分钟，就几分钟。我查到就好。"

我找出纸杯边接水边好奇地扫了一眼，此时他的手已经停止动作，并且在认真看着。

回到书房后我把水杯放到她面前，她礼貌性地对我笑了笑。我注意到她最初那种傲慢无礼的气息几乎荡然无存。

还没等我开口，搭档已经回来了，脸上挂着一丝奇异的笑容，我很好奇他到底查什么去了。

"你忙完了？"她也在旁敲侧击地打听搭档刚刚干吗去了。

搭档点点头："我去证实了一个事儿。"

她显得更加不安："什么事儿？"

搭档想了想："你可以说说过去吗？我指结婚前。"

她脸色立刻沉了下来："都过去了，没什么好说的。"

"不，你那个梦就证明一切还没过去。"搭档说得斩钉截铁。

她一下子愣住了，看来我那个狡猾的搭档已经找到"钥匙"了。

老狐狸换了一种缓慢温和，却不容置疑的语气："你可以继续告诉我'一切都过去了'，但实际上你很清楚并不是那么简单。假如你愿意，我们能帮到你。但假如你不愿意，那谁也帮不了你。而且我不认为你希望这样下去。"

她低着头，我看不到她的表情，但我能看到她微微有些颤抖。

搭档："你已经来了，而且不止一次。虽然还在继续挣扎，但是你很清楚无法摆脱自己所恐惧的，所以你才继续了下来，并且直到现在。"

她头垂得更低。

搭档的语速变得更慢："那么，好不容易都已经走到这一步……"

她像个孩子般"哇"的一声哭了出来。

我诧异地看着搭档，他轻轻对我点点头。

"我怕！我害怕……我该怎么办？年轻的时候太蠢了……可是现在我怕了……我不想那样……我怕那是真的……救救我吧！"她哭的样子不像

成年人，倒是像个小女孩——不抽泣而是号啕大哭，这和她平时的高冷简直判若两人。

搭档抬起一根手指制止了我去找纸巾，而是耐心地问道："发生了什么事？"

"那时候……我很傻……"她哭得上气不接下气，"我……我年轻的时候……曾经堕过好多次胎，后来我都以为……不能……再生孩子了……"

搭档："你不是现在有两个孩子了吗？"

她："我……我知道……但是……那些、那些打掉的孩子……是我……杀了他们！"

原来根源在这里！

搭档："所以你才会做这个梦。"

她："我……我忍不住会去想……所以……我怕……我知道过去都是……都是我太傻了……可是……可是想到那些我就忍不住……我该怎么办……我该怎么办！"

搭档："我有一个办法，你接受吗？"

"接受……我什么都接受……只要能……让我不再……告诉我怎么做……"她已经慢慢地转为抽泣。

搭档："每周，你都要来一次，最少两个小时，聊聊你的过去，全部都说出来，不着急，慢慢讲，这个过程才是最重要的，而且必须你自己说才有效。"

她抬起头看着搭档："这样就可以了？"

搭档点点头："嗯，就这么简单。也许你会问为什么，我现在就可以说：因为埋起来，不是办法，反而会生根发芽，越长越大，所以……明白？"

她："我明白了……只要你们能帮到我……"

搭档点点头："这个我们一定会尽力的。"

她擦了擦眼泪抬头看着搭档："不过……时间上我自己安排可以吗？我不想让老公……"

搭档平静地看着她："没问题，但我要强调一下……"

她抽着鼻子："什么？"

"不是免费的。"他每次提到跟钱有关的话题总会绽放出一种坦荡无邪的笑容，这点我无论如何也做不到。

她笑了："好，我可以提前付给你们……那个……我……能再去下洗手间吗？现在肯定妆都哭花了。"

搭档点点头。

"你们后来那四十多分钟都聊什么了？"我挂了一个漫长的电话后问搭档。

"都是她的过去。"他放下水杯开始四处乱翻，"你看到点餐那个单子了吗？我饿了。"

"在我看来你们的对话是加密的——完全听不明白你们在说什么。"我边说边拉开抽屉取出餐单，又从另外抽屉里找出一小盒费列罗巧克力一并递给他。

他接过餐单扔到一边，剥开一颗巧克力塞在嘴里含混不清地说："所谓密码……嗯……好吃……就在对那个……那个红色莲花的解读上。"

我："你突然跑出去在网上查的就是这个吧？"

搭档："嗯，没错，就是这个。"

我："那个红色莲花的解读不是'出淤泥而不染'吗？"

搭档端起水杯："在她的梦里，红莲不完全是这个意思，虽然有那么一点点，但更多的是一种强烈的自责和悔恨。"

我："嗯？"

搭档："说来话长……"

我："那就慢慢说。"

"嗯嗯……"说着他又剥开一颗巧克力，"还是从头说起吧。最初她是有很强的戒备心的，你也看到了，但能理解。你想啊，一个家庭美满、子女双全、衣食无忧的女人，按理说应该不会有那么强的敌意——而且是她主动找的我们，所以我才会画下那个穿戴着重甲的小人儿——她用全副武装和敌意来刻意隐藏着什么。当然，最初我并不知道藏在盔甲下面的到底是什么。而困扰着她的那个梦乍看上去好像跟暴力有关，这点我们一开始就聊过了：暴露出问题的是色彩。梦里的色彩是有含义的，否则她也不会强调。加上梦里那种深宫中的环境，等等。但后来我发现那个梦其实暗示的是性……等我吃完这颗……"

看着他把巧克力塞到嘴里，我接过话茬："曲折的过道、圆形门、远处的宫殿、自愿行为……我看明白了，这些结合在她身上的确是一种性象征。而且你后来向她求证过，她承认了。虽然现在的生活很好，但是对她来说却缺乏某种刺激。而且她的出轨行为是个复合性成因——因为年龄的增长担心自己魅力消失，还有年轻时不堪的生活，等等——所谓安全需求，因为她安全感不够，希望能从更多的异性身上得到慰藉……得了，这个不细说了，你肯定知道我在说什么。到后面的时候，我也听明白了，恰好也是出轨行为让她联想到婚前的混乱，还有堕胎，等等。但最后的表现形式却让我完全糊涂了，为什么她的恐惧会集合，并且具象为梦中的莲花呢？"

"那朵……红莲……唔……不是来自梦中的……"他把巧克力包装纸捏成一个小球远远地扔进垃圾桶，"红莲，来自她父母所信仰的宗教。"

"佛教？"

"对。"搭档点点头，"最初我也跟你一样无法理解，直到她说受到过父母信仰的影响后我才突然想起来，好像有这么个典故来着——这就是我专门去查的东西：佛教中有八寒地狱的说法。八寒地狱的第八狱叫摩诃钵特摩，极冷，被罚到那地方的可怜家伙会被冻得皮肉炸裂。而摩诃钵特摩是梵文音译，意译过来的意思就是：大红莲花。指身体被超低温冻得炸裂开……像朵大红莲花。"

我："哦……红莲……是这样……身体被冻炸裂……巨大的红色莲花……原来她梦中所恐惧的那个即将盛开的红莲，代表的是自己……堕胎太多次而受罚的自己……"

搭档："是的。出轨之后对她来说最大的自责不是来自出轨本身，而是过去曾经堕过多次胎。年轻时候她对此没太多想法，但当生活稳定下来并且有了孩子后，她意识到有关生命本身的问题——也许是因为孕育生命那个过程而产生的。所以，她会想起过去，认为自己杀生，这是重罪……这一点她的梦是双重性的，既意味着出轨，也意味着杀人，所以最初把咱俩搞糊涂了……你明白了吧？"

我："嗯……但是你怎么能肯定她知道梦中那朵红莲真正的含义呢？我出来接电话之前并没听你解释过这些。后来向她核实过吗？"

搭档："不需要核实。

我："你就那么确定？为什么？"

搭档："假如我说是直觉，你相信吗？"

我想了想："……直觉……不过问题还没完。刚刚我问你红莲有没有'出淤泥而不染'的意思，你说有一点点，这个怎么讲？"

搭档："因为她对现在的生活相对很满足，尤其物质方面。所以有那么点儿'虽然我曾经如何如何，现在还是回到正轨了'——出淤泥而不染，其实就是某种程度上的小得意、小自豪。所以我说红莲有那么一点点这个意思。"

我仔细想了想他说的："嗯……那应该也是她傲慢的源头……"

搭档："是的，但更多还是代表着寒狱……基本就是这样了，所以我打算跟她聊一段时间，把这些一并消除掉。"

我："这都负责？"

搭档淡然一笑："拿人钱财，就得办事。"

"你也算是敬业了……"我叹了口气。

"我本来就很敬业。"

我："说到宗教，有一点我不是很明白。为什么宗教都会有很阴暗的那面？比方说地狱吧。不遵从教义就会下地狱，刀山火海，无尽苦难，等等，那么阴暗甚至到了一种恶毒诅咒的地步，你明白吧？对这些我很不理解，是用于宗教统治吗？"

搭档想了想："有宗教统治的原因，但还有别的理由。"

我："什么？"

搭档："面对有悟性的、能理解的，或者聪慧的人，你可以说高深的宗教原义来让对方体会到美妙之处，例如佛法。但对于缺乏悟性或者被情绪蒙蔽的愚昧者来说这些肯定没用。比方说，有人正处在某种情绪的顶点——例如愤怒，此时他正要伤害别人，你有时间跟他说'我来给你讲讲道理'？他那种时候听得进去？这不现实，对吧？假如你直接对他怒吼：'你会遭报应下地狱！'这就会使得制止他当下行为的概率提高，对不对？OK，这就是目的，达成就好，不在乎手段或者方式，达成目的才是最重要的。这也就是宗教中所说的'不着相'——不着相、不着相，不执着于表象，不执着于某种形式，无所谓方式，直指人心才是最重要的。所以，你刚刚说的那个……"他耸了耸肩，"不是问题。"

我饶有兴趣地看着他："有意思！你解开了我对宗教的一个疙瘩。"

他笑了笑没吭声，而是欠身抓过餐单开始看。

我："还是饿？"

搭档："巧克力最多扛20分钟，还是点了餐踏实。"

我："嗯……好吧，不管怎么说，这个案例我明白了。现在说起来不复杂，不过最初看来却扑朔迷离。而且难度和知识面成反比，尤其宗教方面的。"

搭档："只是恰好我知道罢了……"

我笑了："恰好？你呀，什么时候才能放弃那种压制过的骄傲呢？这可不是'恰好'。但是话说回来，我知道你为什么曾经研究宗教。"

搭档抬起头看着我："你知道什么了？"

我："因为你对一切的不安、质疑，迫使你去四处找答案，而有一个方向必定是宗教。"

他凝视了我一会儿后低下头继续看手里的餐单："还有呢？"

我："我猜你也研究过哲学，但很快放弃了。"

搭档："为什么这么说？"

我："因为哲学只会让人迷茫。"

他扬了扬眉："这句精辟。"

"我说对了吗？"我盯着他的脸想找出一点儿情绪上的波动。

那家伙抬起头看了看我，微微一笑："你要吃什么？"

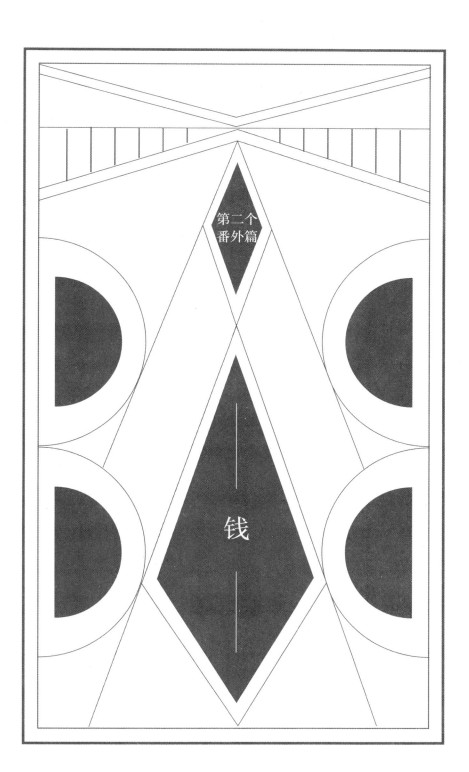

第二个
番外篇

钱

搭档挂上休息的牌子，关好诊所大门，回到沙发上松了一口气。

"总算消停了。"说着他顺手拽过一本杂志随便乱翻着。

我："这个客户挺有意思的，喜欢被催眠，也喜欢跟你倾诉很多。"

他："我觉得没什么意思，挺无聊的。除了炫耀去过多少家高端夜总会，就是炫耀有多少豪车，没意思透了。而且基本可以判断出他平时没什么能够说真话的机会，绝大多数时间都在撒谎和掩饰。"

我："你不是最喜欢长期稳定的客户吗？"

搭档放下杂志，很严肃地看着我："不，我只是喜欢他们长期且稳定支付的钱。不说这个了，咱俩晚上吃什么？"说完又把杂志举到眼前。

我："我还不饿……嗯……问个事，你怎么那么喜欢钱？"

搭档："嗯？喜欢钱……很正常吧！有不喜欢钱的人吗？"

我："但像你这样整天挂在嘴边的不多。"

搭档："我有整天挂在嘴边吗？"

我："你没意识到？我觉得……"

搭档再次放下杂志："你到底要说什么？你觉得我对钱的态度有问题？"

我想了想："其实没问题，但是我只是好奇，对于钱本身……嗯……很多人不会把这个挂在嘴边的。但从我的角度看，你还是挺……因为从没听你说过缺钱的时候，也就是说你应该是生活一直都相对处于衣食无忧的状态，所以按理说不该……你知道我在说什么吧？"

搭档点点头："哦……按照推测应该是很淡然才对，而我的表现倒像是曾经很缺钱，是这样吗？"

我："只是一部分。"

搭档："那其他部分呢？例如？"

我："例如，虽然你收入不低，但没见你怎么消费。"

搭档："我在消费啊！"

"我指的不是一般的消费……"

"明白！"搭档"啪"地打了个响指，"你指的是挥霍？或者嗜好？"

我点点头："差不多吧……"

搭档笑了："谁说赚钱一定要花出去的？"

我："嗯……但，我想说的是，看不到你花什么钱，那么要那么多钱做什么呢？？或者……其实私下里你赌博？"

"啊！你知道的，我讨厌赌博。"

我："那你多……好吧，我换个问题：每个人都有喜欢钱的理由，而你，为什么那么喜欢钱？"

搭档："因为钱好玩儿。"

我："怎么好玩了？我想听听看，因为这是我第一次听到说'钱好玩'。"

"嗯哼。"搭档把手里的杂志扔在一边，"我就不问你怎么看待钱了，只说我自己。钱……并不是很简单的，也不仅仅是货币两个字能彻底表达清楚的。钱，是一种信用单位……算是一种国债形式。用钱来换取人们为此而付出，也就是通常所指的工作。包括体力、脑力、精力、时间，等等，等等。理论上付出这些能得到相应的回报——食物、居住空间以及其他生存所需。但因为很多生存所需具有延时性，所以直接兑现是不可能的，这时候，就需要信用凭证了，借此证明你付出过。最初的信用凭证是一些很简单很直接的东西，食物？装饰物？或者工具？但很多时候我们并不需要这些，因为我说过了——延时性的问题，所以需要有更好的信用单位来做证明。钱，诞生了。钱就是一种信用证明，证明你付出过，从而使你有资格得到一些实质性的生存所需。随着人类社会的发展和物质的进一步充沛，问题也出来了：当一个人的信用单位高到某个程度怎么办？于是，随之更高层的，能消耗掉更多信用单位的方式就出现了：昂贵且珍稀的食物，更大的私人空间。重要的是这其中还包含了能为其他人提供换取信用单位的工作——你知道是什么吗？"

我："你想说服务？"

搭档："是的，就是这个。有意思的是，很多服务本身又超出了绝大多数信用单位拥有者的承受能力，发展到现在，有些服务干脆就是面对群体信用单位拥有者的，比如说：演艺活动，这就是面向群体性质的服务。

当然你也可以享受一对一的超高等级服务，但需要你能够支付一群人才能支付出来的信用单位。而更好玩的是，信用单位本身的流动性，促成了一些只针对信用单位流动的服务，例如：金融业。这是个很扭曲的事情，也是个反自然的现象……"

我："咦？你夸张了吧？怎么会呢？"

搭档："我没夸张，这是事实。想想看，自然界都是高密度流向低密度的，对吗？认真想想。"

我理解了一下这句话，似乎是的。

搭档："但信用单位，也就是钱，是违反这点的，它只会向更高的密度流动，也就是财富集中化。我们，人类，为此想了很多办法，来阻止这种反自然规律的事态扩大化，只允许它在一定的可控范围内。否则，人类社会的稳定性就会出现很严重的问题。"

我："你指的控制，是税收吗？"

搭档绝望地看了我一眼，站起身，手插裤兜在接待室来回溜达着："完全不是，正相反，税收是另一回事儿。税收源自领地。在最初封邦建国的时代——封建时代，领主们拥有土地，然后雇用其他没有领地的人来为自己耕种，但这种耕种的收获量是受自然条件限制的，例如季节，例如不适宜耕种的土壤，例如灾害，等等。所以一些封建领主就把某一块小范围的、不适宜耕种的地区划分出来，用来建立集市，让各地耕种的所获，能在此地得以交易，也就是贸易。最初，这种提供场地的领主的付出是彻底免费的，然后当集市发展到了一定规模后……说到这里，是不是感觉有点儿熟悉？等下我们再来说这个问题……说回来，当最初的那个小集市到了一定规模后，那么提供交易地的领主就开始围绕着贸易集中地再扩大一些，并且允许建房，这样方便那些专职贸易、赚取差价的商人以及为集市提供各种便利的人——所谓服务业人士来居住。这些居住在此的人，肯定拥有大量的信用单位，为了防止掠夺事件的发生，那么领地的主人有必要提供保护——于是封建领主们开始在贸易集中地围建城墙，并且派武装单位——士兵，对此进行保护，这就是城市的雏形。当然，不是白白保护的。此时，进城购买东西，是免费的，而在此出售东西，就要收费了，按照你的货物数量、重量、停留天数或者货品交易量而收费，这就是税收制度的雏形。是不是听起来很像互联网的发展？那并不是什么新玩意儿，只是重新演示了一遍人类社会的城市发展而已。之后，雏形的税收慢慢完善，出现更为细化的诸多税收名目。但，税收的最初目的是领主想要拥有更多的信用单位，而非控制信用单位过于集中。所以我刚才就说了——正相反。"

我听明白了，也被吓了一跳，因为这家伙从没跟我说过这些，而且我从没想过他居然知道这些："你怎么知道这些的？"

搭档耸耸肩："因为我喜欢钱，所以和钱有关的都想知道。"的确，看得出，说这些的时候他双眼几乎都在闪亮。

我："好吧，咱们再说回钱的问题。你刚说到需要阻止信用单位过于集中，然后呢？"

搭档："然后？没啥然后啊，现在各国都在这么干啊。有从根源上治理的——不让你这么容易就获得太多的信用单位——利用现有税收，然后加以制度化来收缴更多的信用单位返回给其他低信用单位拥有者。当然，并不是直接再分配，而是以其他方式，例如：各种社会福利等。还有，立法阻止个人信用单位的获取工具无限扩大，防止达到垄断的……"

"说人话，听不懂了开始。"我忍不住打断他。

"哪部分？"

"什么个人获取工具扩大？没明白。"

"哦……"搭档想了下，"就是公司大了必须拆，明白？"

"OK，了解，继续。"

"反正是各种方法阻止极端化现象发生。"说着他拿起杯子接了杯水。

我："这些都是围绕钱而存在的吗？"

搭档："明摆着就是啊。"

我："这就是你喜欢钱的原因？"

搭档："理由不充分吗？不好玩儿吗？"

我："好玩儿是好玩儿，但是……总觉得似乎被你骗了……"

搭档忍不住笑了："哪儿有？"

我："真的，就被你带着兜了个大圈子，说了一堆，然后定调：因为，blabla……所以，然后就，超喜欢……反正觉得很怪……"

搭档："并没有……"

我："你喜欢钱就是因为这些？"

搭档："我跟你说了这些而已，还有更多。"

我："例如？"

搭档："你今儿这是怎么了？刨根问底的！"

我："我只是憋了好久而已。知道你喜欢钱，并且极其热衷，仿佛除此之外也看不到你有什么兴趣爱好……"

搭档："那喜欢钱，不算爱好吗？"

我："所以我才问原因啊。"

他笑了："不不，我的意思是：喜欢钱这个行为本身，就是兴趣爱好。"

"咦？"

他："不可以吗？"

我："可以，但是……嗯……我刚刚说了，就好像被你骗了似的，兜着圈子说了好多，但不明白到底是怎么回事儿。"

搭档："其实真的没什么特别的原因，只是喜欢，而且不觉得需要掩饰这个嗜好。"

我："你不会偷偷搞什么慈善募捐吧？"

搭档："你觉得呢？"

我认真回想了下，貌似那种光辉形象跟搭档不搭边，于是摇了摇头。

搭档："就是嘛……"

我："那再问你一个问题成吗？"

搭档："成，但我想吃粤式点心，你请。"

我无奈地摇摇头："行吧，一会儿就订。现在能问了吗？"

"当然可以。"他一副嬉皮笑脸的腔调。

我："你缺过钱吗？"

搭档："嗯哼，缺过。"

我："什么时候的事儿？"

搭档："现在，每时每刻……"

我："别闹！"

搭档："嗯……我想想……最初没决定干什么工作的时候吧！缺过一阵。"

我："为什么？"

搭档："说了啊，没决定干什么，所以这个干两天试试有没有意思，没意思赶紧换，不浪费时间。然后另一个行业干两天……这样工作的话是没多少人愿意付给我薪水的，所以缺钱。"

我："你说的那个一阵，是指多久？"

搭档："四个月吧，大约。"

我："然后呢？就跑来干这行了？"

搭档："不，我卖保险去了。"

"咦？"我被吓一跳。

搭档："你别这么一惊一乍的，我得谋生啊……"

我："真事儿似的，还谋生……干了多久？"

搭档："俩月，拿了钱就不干了，不好玩。"

我："拿了钱……看来还做成了。然后呢？"

搭档："然后就干房产中介去了。"

我又被吓一跳："不是吧……"

搭档："当然不是，骗你的。"

我："你……"

搭档："这是在打听我的工作经历吗？"

"并没有，"我学着他的口气，"但你从未说过，所以顺便问问。"

搭档："反正就做了一些原本感兴趣的工作，后来发现好玩的很少。"

我："按理说，做金融行业应该是你的最终选择，你对钱……"

搭档："刚才你没听出来吗？我不喜欢那个行业的。"

我："那不是跟钱联系得很紧密吗？"

搭档："对，但没有美感。"

我："美感？"

搭档看上去很坚定："嗯哼，没有美感。对金钱赤裸裸地操作，我不喜欢那样，我喜欢用别的方式获取——当然，并不是金融业的问题，是我的问题，纯粹个人喜好。"

我："你……挺有意思的……好了，现在要不要再把话题绕回来？"

搭档叹了口气："真是执着啊……"

我："说说看吧。为什么……"

搭档："好吧，其实真的不复杂，我只是想知道一件事而已。"

我："什么？"

搭档："我很想知道，我到底需要多少钱，才能消除掉因无聊而带来的空虚感。"

我："无聊带来的……你这算心理问题吧？"

搭档点点头："是。"

我："用解析别人心理的方式来赚钱，并且借此来试试看有没有可能治愈自己？"

搭档："嗯，差不多。"

看着他一本正经的样子我突然觉得有点儿好笑，但又想不起到底哪里好笑。

"现在，"说着他把我的手机扔给我，"能点餐了吗？"

我接过手机看了看搭档，此时他不知道从哪儿又拽过一本杂志在手里翻着。不知道为什么我突然觉得这家伙也许是在胡说八道敷衍我。

"你刚刚说的，是真的吗？"我问。

他垂着眼盯着杂志一脸似笑非笑的表情："记得点虾饺。"

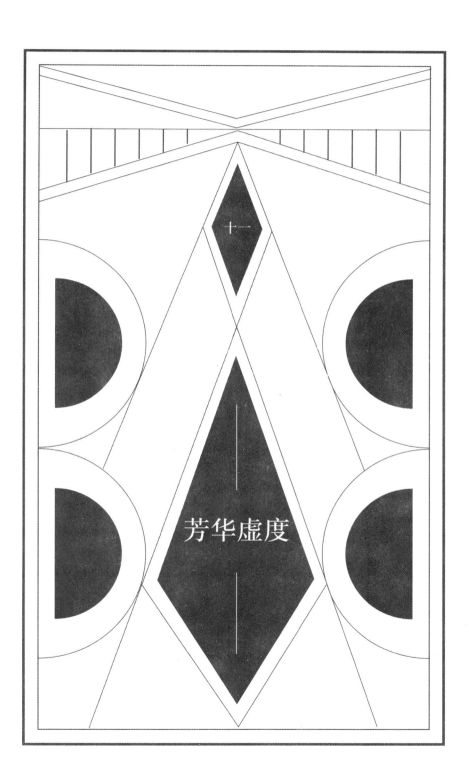

十一

芳华虚度

"这就是你们的诊所？"她漫不经心地打量了一下周围，扬了扬眉。

我迎了上去，并且告诉她是的。

"我什么问题都没有，就是想来说说。"她象征性地用手套掸了掸椅子后坐下看着我，"应该可以吧？"

"不一定。"搭档放下手里的杂志接过话茬，"那要看是什么情况了。"

"你是……"

搭档咧开嘴笑了："我是心理分析师，他是催眠师。"

"哦……"她飞快地上下"扫描"了一遍搭档，向下拉了拉自己的裙摆，看上去似乎是想让那条不过膝的裙子尽可能盖住膝盖。

搭档瞟了我一眼，保持在她侧前方的位置，而我也不动声色地坐到她另一侧的沙发上。

"你所指的是，"搭档带着职业性的微笑望着她，"是想表达点儿什么吗？"

她："对，我就是对很多事情不满，但是身边又没有人可说，所以……所以我想找个地方说说。但是你们收费是怎么收的？"

"按这张表上的咨询价格收费。"说着搭档把单子递了过去。

她小心翼翼地捏着单子边角看了一会儿，带着审视的目光看着搭档："太贵了，你们为什么不直接打劫？"

我刚要张嘴解释，搭档保持着微笑抢在前面："那个违法，这个不违法。"

她有点儿故作姿态地皱了皱眉："能打折吗？"

搭档："不能。"

她把单子放到茶几上："如果我觉得不好，就不付钱。"

搭档叹了口气："恐怕不行，我们是先付费的。"

她："这不合理。"

搭档站起身："你看，要不这样，你考虑一下，或者再确定一下是否能承受这个价格，之后再来倾诉也不迟。假如你需要的话，我可以提供给你一些非营利公益性质的心理咨询机构信息。当然，是能够倾听你倾诉的那种，我觉得那种可能更适合你，你看呢？"

她故意扭着脸斜视着搭档："这是要赶我走吗？"

"嗯，比较委婉的那种。"搭档丝毫没打算隐瞒。

她又看了一会儿搭档，扑哧一声笑了："好吧。刷卡可以吗？"

搭档扬了扬嘴角做出一个微笑的表情："当然。"

在书房坐定后她再一次往下拉了拉裙摆——实际她这种厚质面料的套裙有足够厚的里子和衬裙，除非她刻意掀起来，否则根本不可能走光。

看起来她三十岁出头的年纪，衣着略微有点儿过时，偏厚材质的深灰色衬衫和同色厚材质套裙。脸上的妆倒是还好，就是打底似乎有点儿厚，也许是想掩盖住岁月所带来的细纹。首饰都是扎扎实实的大块金银，总体来说是偏保守风格的服饰。唯一不大匹配的是眼神，她的眼神很灵活，喜欢瞟人。除此之外她仿佛有一些不太好的气质，似乎是戾气，可是到底是哪儿来的我也搞不清。

她此时正在用瞟人的方式打量着搭档。

搭档："好了，请问你想聊些什么呢？"

"是我说。"她纠正，"我不想和你们讨论什么，听我说就好。"

"OK！"他出人意料飞快地就妥协了。

她："我先问问，你觉得现在世风好吗？"

搭档困惑地看看我，又看看她，没吭声。

她："问你呢。"

搭档很诧异："问我？你不是不让说话吗？"

她："问你的话，你当然要回答了！"

"哦哦，好。你问吧。"

她再次重复："你觉得，现在世风好吗？"

搭档这次老实回答："不知道，我没考虑过这个问题。"

她皱着眉看着搭档："你不觉得不好吗？"

搭档："我说了不知道啊，所以并没觉得不好。"

她："你为什么不关注这些呢？你以为整天缩在自己的诊所里，和社会脱节，看不到世风日下，就能阻止世风日下了吗？"

搭档："谁？阻止世风日下？我？"

突然间我觉得很好笑。

她哀怨地叹了口气："跟你说吧，世风日下，真的，现在的人啊，都不知道怎么想的。但我能感觉出来，一个个都心急火燎的，就好像有鞭子在后边抽着似的，没一个有耐心的，没一个真心的，没一个能用心体会的，真的。"

搭档一脸纠结地犹豫该不该开口。

她满怀期待地看了搭档一分钟后问："你不想说点儿什么吗？"

"哦，又轮到我说了……那什么，"搭档恍然大悟状，"我就想问问，你是指哪方面？就刚才说的那些心急火燎和鞭子抽的都是谁啊？我还没搞明白呢，所以跟不上。"

她："你就不能主动点儿吗？这么老等我追问才开口，有没有职业道德？"

搭档很委屈："你不让我说话的……"

她："行了你说吧，别就等着我问。"

很显然搭档松了口气："我还是那个问题，你刚才说的意思是很多人都没耐心，对吗？"

她纠正："这真的不只是耐心的问题，连同态度也是。"

搭档："你能举个例子吗？否则这么泛泛地说，我很难看出你之所以这么定调的来龙去脉。"

她想都没想："就说男女吧。男的女的现在都一个样，都是我刚说的那种状态。"

"男女？"搭档愣了一会儿，"你是说感情吧？"

"感情？"她冷笑一声，"还轮不到谈感情，我指的是交往，整个交往过程，都……都很不纯洁！"

搭档皱了下眉："嗯……这个纯洁的问题，你能说说看吗？"

她："你不觉得吗？现在男女交往都很不检点。"

"不检点？"搭档饶有兴趣地重复了一遍。

"对！"看起来她表情很坚定，"非常不检点！连结婚的意向都没达成，就……就上床了！"

"哦……"搭档看了我一眼，"那么，你觉得应该是什么样的？"

她颈部发力用头飞快地往后甩了下头发："不是我觉得该怎么样，而是，现在这种世风，真的有问题！婚姻是神圣的。身体，尤其是女人的身体，也是神圣的，随随便便就把……就把那个给别人了！"

"你所说的那个，是指初夜吗？"

她："没错，就是那个。"

"嗯……"搭档点点头，"你说得有道理，的确有些女人是比较……但我想说的是，这是个人选择问题，不至于这么动肝火吧？而且有些情况是因为感情到了某个阶段，所以也不能一竿子扫掉一群人，对吧？"

她缓慢摇了摇头，并且轻蔑地笑了一下："我很看不惯那些女孩的做法，我觉得她们都太轻率了。"

搭档："那么你认为呢？"

她："我认为一个人，尤其是一个女人，不应该那么轻易地付出。你想啊，这种事情只有一次，她们一点儿都不珍惜那一次，反而年纪轻轻就……太可笑了。"

搭档点了点头："所以？"

"一定要选好，"她说得斩钉截铁，"这种事情绝不能轻率！因为那是女人最珍贵的！"

搭档："我懂了，你的意思是假如以结婚为目的的话……不，是婚后才可以……搞那个？"

她嘲讽地看着搭档："结婚？婚后？前提是那个男的得配得上才成。"

搭档："怎么算是配得上呢？能举个例子吗？"

她一脸的不屑："你还专业人士呢，什么都要举例说明才懂。我来给你说说吧。比方说我，就拿我做例子。我知道自己长得还成，追的人也不少，但很多男人根本配不上我。要么没志向，要么没资本，要么自己都顾不过来，还养家？真可笑，我根本不会多看他们一眼。"

搭档："那，你觉得什么样的配得上你呢？"

她叹了口气："目前还没有……"

搭档："不，我指设定目标，而不是现实目标。"

她抬起头用食指顶着下巴："我觉得，首先怎么也得是个富二代吧？当然我不是为了钱，而是那种出身的男人通常会比较包容大度，不会为了一丁点儿小事儿就斤斤计较。他们通常都很宽厚的。长相……其实没太多要求，简单、干净、阳光的那种就可以，性格别太野蛮，也别太娘娘腔……身高肯定要比我高一些，也不能太高了，太高了的话……不过假如他愿意弯下腰跟我沟通我当然欢迎了，这个要看他态度。年龄不能相差太大，这样就不会因为没有共同语言而尴尬，我是说代沟所造成的思维差异。其实就这么多，没了，不复杂。"

我无奈地对搭档翻了个白眼，他看到了，假装没看到。

搭档："知道了，还好。但是，假如有符合你要求的这么个人，你觉得对方看中你什么了？"

她淡然一笑："第一次，我的初夜，这还不够吗？现在满街不检点的女人，能找到我这么一个守身如玉的女人他还不满足吗？当然，我不是要拿那个做筹码，我指的是后面更多的东西。"

"不好意思，你还得例如一下。"搭档抱歉地笑了笑。

"太简单了。"她又飞快地往后甩了下头发，"我这么有毅力，面对各种诱惑完全都没动过心，坚持着自己的原则，和那些……和那些轻浮的女人完全不一样，她们有什么能拿得出来？一颗放荡的心吗？可笑至极！"

"嗯？你刚才说的诱惑是指？"搭档稍微往前探了下身。

"唉……"她叹了口气，"几年前我遇到一个男人，他对我还不错吧，长得也还说得过去，说实话当时我挺动心的，但是我仔细衡量过，他这个人哪儿都好，就是……事业还未成……属于……属于成长期吧！"

搭档："那不是很好吗？"

她："好？哪里好了？这样的话他会很忙，怎么可能有时间顾家？你想想看，就算他后来真的事业有成，但男人啊，从没钱，到有钱，这是多大的变化？这种时候，在转折点的时候，我把最宝贵的、我把一切都交给他了，他要是变了怎么办？那我找谁去？你会要个残次品吗？而且我要付出的太多了，他不顾家我就得从早到晚忙个不停，想起来都可怕！所以他并不能给我稳定。你就说得轻松，好？哪儿好？我不需要这种好，我要已经成熟，并且经济上稳定的，毕竟，我这辈子唯一的一次绝对不能随便乱来。当时好几次他动手动脚，我虽然也动了心，但最后关头都忍住了，我跟他说得很清楚，现在，还不是时候。你知道他说什么吗？他说想跟我领结婚证，我虽然嘴上没说什么，但心里冷笑——狐狸尾巴终于露出来了！"

"呃……那什么……"搭档打断她，"我怎么觉得他挺负责的？"

她："负责？自己还在创业中，连个稳定都不能给我，这叫负责？你们啊，男的啊，都是站在男人的角度去说，替男人辩解。你想想，万一他失败了呢？我的那个……那个初夜，还能再有吗？什么叫初夜？就是唯一的，第一次！"

搭档："可是……"

她："可是？什么可是？没有什么可是！我的纯洁也不允许我这么放纵自己！当时我拉开车门就下车了，那一瞬间我就看透了本质——这是一个想占尽便宜的男人罢了，配不上我的纯洁！"

听到这儿我已经完全而彻底地明白是怎么回事儿了，也明白这个女人身上的戾气是哪儿来的了。

搭档点了点头："那，后来还有其他的追求者让你动心吗？"

她略微想了下："算是还有一个吧，跟我刚说的这个差不多，我一开始就看穿了，直接说明情况。"

搭档："听了这些对方什么反应？"

她："自动消失了呗，被我揭穿了，无地自容。"

搭档："了解了。对了，我还想问一下，你有朋友吧？我是说身边关系比较近的那种，同性。"

她："当然有。"

搭档："那她们怎么看待这件事儿呢？"

她目光突然暗淡下来了："说什么的都有，有些……自己随随便便就给了，还说我苛刻……她们……"说到这儿她抿着嘴，眼睛瞟向窗外。

"她们怎么了？"搭档丝毫没打算放松而是继续追击。

"她们……难道……难道我把最珍贵的留给那个人有错吗？"她眼圈泛着红。

"当然没错。"说着搭档抽出一张纸巾递了过去。

"可是我身边的人并不理解我，她们总是嘲笑我，这让我不平衡，我真的不知道她们都是怎么了，难道这个世界就是这样的吗？"

搭档皱着眉想了想："我猜，也许你并不清楚什么是最珍贵的。"

她用纸巾分别轻点了眼角，吸了下鼻子："我知道你也想劝我放纵自己，但……这么多年我都……我都……已经十年了，我绝对不可以放纵……那我之前不是白……反正我不会容忍自己破罐破摔的。"

"我没劝你放纵自己，而且，也不用这个比方，你不是破罐。"搭档又抽出一张纸巾递过去。

"但是……"她接过纸巾攥在手里，"你说什么时候能找到我的那个他呀？"

搭档："这个，恐怕我还真帮不了你，我也不知道。"

她："你认识的人里有合适我的吗？条件稍微低那么一点儿也没关系……"

搭档没吭声，坏笑着瞟了我一眼。我被吓了一跳。幸好此时她正在整理裙摆没顾得上看我们。

她抬起头看了搭档一会儿，幽幽地叹了口气："这一年我稍微算了下，发现现在追我的人开始有点儿少了，是不是我也应该稍微放宽点儿条件？虽然本来我的要求就不高，但是我担心这样下去……我不想一直这么单身。"

搭档认真想了下："我觉得，有些东西，可能失去了再也回不来了。"

她："你是说人还是说青春？"

搭档突然变得严肃起来："都有。"

她："你是不是也觉得我应该……"

搭档打断她："不，我不想跟你讨论你所谓简单的择偶条件，而是更多东西。"

很显然，她被打断得有点儿措手不及："那、那是什么？"

"你，用什么来衡量初夜呢？你反复强调感情，纯洁，但我觉得最不纯洁的就是你。"

"我？我怎么不纯洁了？难道随便就跟人上床的反而纯……"她脸色沉了下来。

搭档："不，你在用极端例子来反驳，问题根本不是你说的那样。我只想问一句，在你看来，初夜，到底要因什么而付出？"

她："我刚刚说过了，只要是我看得上的男人……"

搭档："不对，没那么复杂，很简单的一个词而已。"

她气鼓鼓地想了几秒钟："那你说是什么？"

"感情。"搭档盯着她的眼睛。

她不屑一顾地摇头："连附加条件都不达标……"

搭档开始不留情面地针锋相对："感情需要附加条件吗？"

"嗯……"她一时语塞，"我觉得……"

搭档："承认吧，你后悔了，我指的是当初让你动心的那个人，你后悔了。"

"我没有，他并不是我要的那个人。"虽然嘴上这么说，但她的眼神开始躲闪。

搭档："你可以继续嘴硬，继续这么暗示给自己，但是你心里怎么想的，没人比你更清楚了——你很清楚自己错过了很多东西。我不知道是什么造就了你的这种想法，但你的价值观是扭曲的。你总是试图用另一个极端来证明自己是对的，但是随着时间的推移，你越来越不确定自己到底要什么。你在乎的，恰恰是你不在乎的。那种事情是用钱来衡量的吗？是用地位来衡量的吗？应该是感情所致，不是吗？面对自己手里红线的那一头，你还在坚持着自己所谓的达标条件！但是，你知道吗？从你用其他任何东西来权衡'初夜'这件事的时候，你手里什么都没有了。你有的只是连自己都不确定的虚幻，你忘了你的感情，忘了你的热情，忘了你的青春，忘了你的纯洁，忘得干干净净，你眼里只有一个天平，你把那个'第一次'放在天平的这一端，而希望另一端越多越好，堆得满满的还不够。

可是，你的欲望让你的砝码越来越轻，越来越没有分量。这时候你开始不确定了，甚至想找个对你观点认同的人都没有。所以，我说了，你后悔了，否则，你不会坐在这里，你不会花钱来找人倾诉。你可以接着否认，但，你知道我说的每一句话都是正确的。"

"你这个人……你说得太狠了……我、我有这么不堪吗……没人这么说过我……"此时她的眼泪不停地往下流。

"狠？"搭档摇摇头，"如果早就有人这么说，你今天就不会来这里。我说得并不狠，也许不那么好听，但真是掏心掏肺的话都跟你说了。难道你没觉得你的这十年是荒芜的吗？你没爱过，没恨过，没投入过，没魂牵梦萦过，甚至都没犯过错，没痛苦过，你这十年，根本不是青春，只是在小心翼翼地捧着你以为最重要的东西，而放弃了一切真正有价值的东西。我说得狠吗？真的不够，对你最狠的是岁月，到现在你才明白，这十年，你，芳华虚度。"

我目瞪口呆地看着搭档，而她低着头泣不成声。但很显然，搭档不打算就此罢休，一定要加上最后一根稻草，否则就不是他了："不要问我现在该怎么做，你很清楚现在该怎么做，今后该怎么做。你知道什么才是最可怕的吗？让我来告诉你：当你老了，老到走不动，只能靠在摇椅上用回忆打发时光的时候，最可怕的不是你历数自己这一生曾做过多少错事，而是你发现，自己这辈子什么也没敢做。"

即便她垂着头，我也知道此刻她的妆应该都哭花了，搭档示意我把整包纸巾递给了她。

"你的每一天，都可以止损，停止你继续损失掉现有的青春和一切，你的现在，就是你未来的过去。一切都在你手里。但是你每拖一天，就离你的心远一天，离绝望近一天。还差一点儿，就差那么一点点，你就会彻底忘记了什么是热情，只剩下一个冷冰冰的空壳，装载着你所谓的虚幻的纯洁，除此之外，你一无所有，哪怕是回忆。"

接下来的一个小时她真的用光整包纸巾来擦眼泪。

是我送她出来的，一直把她送到路边，看着她上了车。因为我有点儿担心——毕竟刚才搭档说得有点儿狠，我怕她会崩溃。

上车前她红着眼睛说："其实他说得都对，只是太突然了，我需要时间消化，替我谢谢他。"

我终于放了心，对她点了点头。

车门关上后，她打开车窗探出头又叫住我："你搭档，那个心理分析师，他是单身吗？"

虽然我此时有一个很大胆的想法，但还是飞快地替那家伙撒了个谎："他孩子都三岁了。"

回到诊所进门之后，那个孩子已三岁的搭档丝毫不知道自己刚刚经历了劫后余生，正耐心地舔着一根不知道从哪儿翻出来的棒棒糖。

"你呀，"我给自己倒了杯水，"又没收住，太那什么了……好歹也委婉点儿。"

"不是没收住，"他跷着腿仔细端详着手里的棒棒糖，"她需要这种当头棒喝。"

"真的吗？"

"真的。最开始她所表现出的强势全是虚张声势，你肯定也看出来了，而她内在的部分其实很脆弱。这种情况下如果还跟她磨磨蹭蹭娓娓道来，想要撕开那层伪装基本算是遥遥无期了。"

我："那不正好吗？多来几次多收费。"

搭档："得了吧，这种情况最容易移情了——打破幻想的那个人，最容易成为幻想的替代品，我前思后想好久还是决定快刀斩乱麻。"

"嗯……"其实我应该告诉他那个女人已有移情的倾向，"的确是这样……那，她之后怎么办？"

搭档："每个人的路都要自己去走，对吗？"

"也是……感情这种事情，最好不要别人教，否则就不是由心而发的了……那么……"的确，他说得没错。"你是不是该考虑出本书了？"

"不干。"他回答得干净利落。

"我真觉得你挺擅长解决这种感情问题的，每次这种情况我完全插不上话，就差拿本记下了。也不知道你哪儿来的那么多切入点、转折点和词汇，挺神的。"我表现得很诚恳。

搭档："别闹。"

我："这种书很好卖，现在离婚率又这么高，无论是抚平创伤还是激发热情，我觉得你都完全没问题，肯定畅销。"

搭档没理我，自顾自地想了一会儿说："其实这个女人说的某些部分也没错，只是过于极端了。说起来，我们既不能脱离物质，也不能被物质彻底淹没……也就是既要在河边走，还不能湿了鞋……有意思。"嘀咕完他又把那根棒棒糖塞在嘴里。

"嗯嗯，"我敷衍着点点头，又把话茬跳回刚才的提议，"认真讲，真的出这么本书吧！如果你是懒得写，那口述就成，我来，怎么样？关于感情那类的鸡汤。"

搭档瞟了我一眼，拔出嘴里的棒棒糖用一个字拒绝了我的提议："呸！"

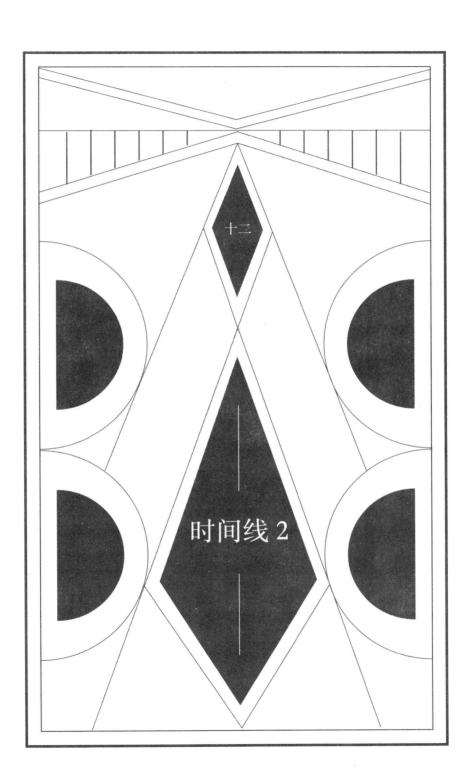

十二

时间线 2

看了一眼手机屏幕后，我按下耳机线上的接听键。

耳边传来了搭档的声音，信号不是很好，有很重的杂音："我昨天发了个快件给你，今天应该到了，收到了吗？"

"那是你发的？"我的确收到一个快件，但快递单上的字很模糊，我以为是谁寄给搭档的也就没急于拆，顺手放到了诊所办公桌上，"我放在诊所了。"

搭档："嗯，你最好看一下。"

我："明天吧，我刚到家门口，往返要将近一小时。"

搭档："不，你最好今天就看一下。"

我："很重要？什么东西？"

"是我偶然得到的，你看了就知道了。从我夹着纸的那页开始看。现在有点事儿，回头再说。"说完他匆匆挂了电话。

我想了想，回身走向电梯方向。

几小时后。

我擦干净手从厨房回到客厅，在最喜欢的位置——窗边的小沙发上拆开了包裹。

是一个厚厚的硬皮本。

我留意到里面夹了一页纸，于是就从那页翻开本子。纸上是搭档潦草的字迹：从这页往后看。

我回身打开沙发后面的落地灯，换了个舒服的姿势开始读。

看起来这是本私人日记，搭档要我看的那一页日期，是七年前。

四月九日　阴

和她在餐厅吃晚饭的时候，角落里有两个人一直在看我，一男一女。他们看人的方式很奇怪，不是那种偶尔的对视，而是直勾勾目不转睛地看，很讨厌，令人不安。为此，中间我去了两次洗手间检查自己的仪容有什么不对劲儿的地方，其实没有。

真是令人生厌的注视！那两个人看起来不像是夫妻或者很亲密的关系，而且他们的长相、气质也不搭，格格不入。那女人算是漂亮，但表情严肃。而男人的眼神很可怕。他样子并不凶恶，相反，非常瘦并且虚弱。似乎营养不良。可怕的是他的眼神，他的眼神里有一种看不透的东西。超脱？不对，应该是一种无惧，就是那种哪怕"现在立刻死掉也无所谓"的感觉。也许比这更严重——活人不会具有的眼神。总之，今天这顿晚饭吃得很不舒服。浑身不自在。

四月十二日　风

分手了。但无所谓，毕竟才认识一个多月。她太挑剔让人难以接受，实际也谈不上喜欢她，要不是几个亲戚非要逼着我相亲……算了，都分了还说什么！今年已经三十二岁了，连个稳定的女朋友都没有，也许就注定是个单身的命吧。

四月十九日　阴

又花去一整天的时间拆开手表去检查、擦拭，但奇怪的是无论如何也修不好它。按理说不应该这样，没有任何部件出现问题，但就是没办法让它走起来，这是为什么？这块表我已经修了好几年了，甚至为此自学了修表，究竟问题出在哪儿呢？这是爸临终前特地摘下留给我的，可是才几年它就不走了，奇怪！

累了，今天不装了，明天再说。

四月二十五日　晴

在街上又看到了她，餐厅那个女人，她真的很漂亮，她也认出了我。今天那个非常瘦的男人不在她身边。

五月二日　晴

用整个上午装好表，在上发条的时候祈祷能出现奇迹，但奇迹并没发生。指针停在那里，一动不动。不理解问题出在哪儿了。迄今为止已经帮朋友和同事修好过五块表了，只有这块，永远例外！

五月十一日　雨

又被逼去相亲，不喜欢那个浮夸的女孩。虽然她似乎对我很感兴趣。

五月十二日　雨

在街转角再次看到她，她也看着我。不知道为什么有了想去搭讪的冲动，但最终还是没敢。她究竟是谁？我从小就住在这里，四月九日那天之前从未见过她，新搬来的？她有种说不出的魅力，不仅仅是漂亮，还有别的什么，气质吗？为什么相亲对象不是她呢？是她的话，我想我会有交往下去的兴趣。假如下次再偶遇她，一定要去搭讪。

那个非常瘦的男人今天也不在她身边。

五月十五日　阴

相亲的女孩约我看电影，看在几个亲戚轮番打电话的分儿上，还是去了。整个过程无聊透顶！为什么要说你们公司的八卦呢？无聊的女人，无聊的话题，无聊的电影。

五月二十七日　晴

天气开始燥热了。

五月三十一日　晴

中午试着替换了几个表零件，没用，依然如故。妈的！

六月六日　小雨

简直按捺不住自己的心情！！！

感谢这场雨！！！

她没有带伞，站在屋檐下，借此成功搭讪！并且一路送她回家！！

不过，我没有表现得像个饥渴的色狼那样索要她任何联系方式，需要耐心地等待下一次偶遇！！！

感谢这场雨！感谢这场雨！

六月八日　晴

已经两天没遇到她了，有点儿后悔为什么没借那个机会要她的联系方式。

六月十一日　阴

居然在公司楼下遇到她了！她也在这附近上班？

她老远看到我就露出一个笑容，并且跟我打招呼！

最重要的是：交换了联系方式！！

松了一口气！

六月十八日　大雨

一周多没见过她了，要不要联系一下？

我不是一个性格懦弱自闭的人，但是对她，觉得自己拘谨得简直像个暗恋老师的学生！

六月十九日　大雨

她主动约了我，明天！！！

六月二十日　中雨

一切都像是做梦一样，一切都像是做梦一样！！！

简直不能相信自己和她坐在一起，她看上去是那么完美，从相貌表情到体态行为，非常非常动人，而且似有似无的香水也是我喜欢的味道，而不像那些媚俗的女人，浓烈而刺鼻。

太完美了！太完美了！完美到甚至担心起来。

虽然知道她单身，啊！天哪！太喜欢她了，面对她甚至会有些手足无措。

不过唯一的问题，她看起来忧心忡忡的样子，偶尔会走神，又不好问。是失恋还是……

下一次，期待下一次约会。

六月二十二日　阴

和她一起吃的晚饭！

晚上回来后旁敲侧击地对几个亲戚说认识了个女孩，正在交往，她们居然提议让我带她参加家庭聚会！都疯了！

其实是高兴坏了。

可以理解，毕竟我从小是她们带大的。

这下她们应该不会四处张罗给我找相亲对象了吧？

终于，这个世界就此安静了。

六月二十五日　阴

连续几天我都像是个初恋的孩子，所有人看到我都会说：你最近气色相当好！

六月三十日　阴

整个晚上都在和她拉着手散步。

她是一个很有想法的女人。

依然能捕捉到她隐隐约约流露出的一些担忧的情绪，问了为什么，她说没什么。是家里发生了什么事情吗？

七月九日　多云

回来晚了，因为她花了很长时间告诉了我一件事，现在脑子有点儿乱。明天再说。

七月十三日　晴

今天又重复问了一遍上次她说的那件事，故意的。她重新说了一遍，虽然都对上了，证明不是她临时胡说逗着玩，但，她是不是脑子有问题？有妄想症？还是受过什么刺激？或者科幻小说看多了？

七月十五日　没出门，大概是多云，一阵晴一阵阴

和她通了很长的一个电话，没忍住直接说了我的看法，感觉她对这件事有点儿偏执。

还是说明一下吧。

她认为时间是线性的设定，从宇宙的一开始直到宇宙的结束就已经存在了（能理解她的说法，但很难想象），而人类是沿着时间线固定方向移动的。移动就代表着是生命周期——诞生至死亡。

按照原本的时间线，在1999年的年底将会发生一系列不可掌控的灾难，人类将因此灭亡。我们（她指整个人类）现在所身处的时间线，是刻意制造出来的，由一群时间守护者维护着（很科幻的说法）。假如没有这种维护，那么现在这条时间线将不复存在，一切将跳回到1999年的那天——创造出新时间线之前的那一天（具体哪天忘了，因为她说的时候我脑子有点儿乱，我承认，一直在想要不要带她去医院或者心理医生那里看看）。现在的问题就是这样，她说自己的一个朋友是时间维护者之一，但是已经很久了，身体快扛不住了（似乎成为时间维护者会有代价，具体什么代价没细说，只是说身体素质会急剧下降，寿命也大大缩短），正在找新的时间维护者来继续。

大概就是这么个故事吧，她忧心忡忡也正是因此。

这个年代怎么会有人相信这种东西呢？现在是二十一世纪啊！会不会是她加入了什么邪教？

今天电话和她聊的都是这件事情。

等这段时间忙完，想跟她好好谈谈。

七月二十日　雨

她说出差了，不知道为什么有点儿担心。

晚上又修了一会儿表，但心思并不在这里，所以只是匆匆拆开而已。

这时桌上的手机响了，不用看我也知道是搭档。

按下接听键后我直接告诉他："正在看。"

搭档："看到哪儿了？"

我："提到时间线。"

搭档："嗯哼，这就是我让你立刻看的原因。"

我："你从哪儿搞到的这本日记？"

搭档："这边当地的一个心理分析师，他从另一个分析师手里拿到的。"

我："那，谁见过这本日记的主人？他现在在什么地方？"

搭档："这本日记的主人已经死了。"

"啊！"我被吓了一跳，"死因？"

搭档："你推测呢？"

我想了想："不是自杀吧？"

搭档："是的，就是自杀。"

我："那么……原因呢？心理压力？"

搭档："我们正在去见那个接触过日记主人本人的分析师的路上，据说他那里有一份相对完整的记录，不过一时没找到，毕竟是五年前的了。"

"五年前？从日期上看……这本日记是七年前……欸？"我努力回忆了一会儿愣住了，"比我们接触的那个女孩……"

搭档："对，比我们曾经接触的那个女孩还要早好几年。"

我觉得脊背发凉："这到底是……"

搭档："现在还不确定是什么情况，我们去了问问再说，但愿能找到那份原始记录吧。"

我："嗯……"

"你先看完吧，等我回来再说。"说完他匆匆挂了电话。

我愣了一会儿后起身去倒了杯牛奶，然后回到阳台小沙发上定了定神，继续翻开那本日记。

七月二十九日　晴

和她约在一间小咖啡店的隔间，她说了很多很多关于时间线的事。这次，尽可能地抛掉成见，认真听完了。但听到最后还是觉得很不可思议——她居然相信这种事情。讲完后她问我怎么看，纠结了很久终于问出了口，我问她为什么会相信这么荒诞的事情。

她的表现出乎我的意料。

她既没有恼羞成怒也没有解释更多，只是淡淡地说她见过。问她见过什么，她没说，转而跳向别的话题。

不知道就时间线那个问题该说点儿什么，但是从她眼里我看到了坚定和从容。

对此我却开始动摇了。

难道真有这种事情发生？

不，不可能！

八月十五日　多云

和她发展得很顺利，我们在一起的时间越来越多，了解得也越来越多。而关于时间线那个问题，她始终坚信，但并不强求我相信。说不清为什么，这件事一直压在心里，像是个阴影笼罩着我，挥之不去。

并且越来越大。

八月十六日　多云

终于鼓起勇气问了关于那个很瘦的男人的事情（这个疑问我压制了很久），她轻描淡写地说是朋友。但多一句都不再愿意说。

八月十九日　晴

这样不行！没办法接受那个阴影继续存在下去，决定去翻翻一些相关的书，看看能不能找到什么漏洞，推翻她说的那个荒诞故事。

九月九日　小雨

去医院接她下班前，故意在车里放了几本关于时间和天体物理的书。她果然很感兴趣，一直在翻。

吻别前她借走了其中两本。

喜欢她的吻，长吻最后一定会有个短暂而轻巧的吻，像个签名，还带有一丝绵绵的不舍。

神魂颠倒。

九月十二日　小雨

她把书还我了，说看完了。真快！很惊讶。

一起吃饭的时候忍不住又把话题引到了时间线上（这些天一直试图从物理学角度聊这件事，她总是避开），她认真听完所有疑惑之后没做任何反驳，平静地告诉我：你会相信的。

这句话让人很不舒服。

我喜欢那种有坚实基础的东西，而且坚信这个世界上的一切——无论你看得透的或者看不透的，在其背后一定有个坚实的理论基础。但是她却不认同这点，可又拿不出证据，反而以一种已看透的态度俯视，这就是让人恼火的原因。

该怎么让她放弃相信那个荒诞的故事呢？

这不是我偏执或者强权意识，而是这件事给我造成了一个可怕的阴影。而且我能隐隐感觉到，她会为此离开我。不，不仅仅是离开，而是放弃一切去追寻那个时间线所带来的什么。

九月十三日　雨

她去外地参加医院的什么培训了，又几天见不到。

九月十六日　没留意天气

赶工，忙，累。

九月十八日　晴

因为工作的问题，除了偶尔午休和她一起吃饭，根本没时间和她见面。

问她想不想我，她摸了下我的脸。

九月二十一日　没注意天气

超过三十个小时一直在公司，回来澡都懒得洗直接倒在床上。

睡前如果等不到她的短信，就算累得要昏倒也无法入睡。

好累。

九月二十三日　阴

晚上到家后她发来一条短信：你一定也不相信自己就是时间守护者之一，但你会相信的，因为你迟早会见到他，之后也会找到你需要的

"证据"。

失眠了。

这件事不解决，恐怕没法跟她在一起，这个阴影太大了，随时失去的感觉让人很崩溃。

九月二十五日　阴

十月中旬有个为期一周的假期，她答应一起去旅行！

虽然很高兴，但是总觉得有点儿什么不好的东西被掩盖了起来。

九月三十日　晴

连续几天我们都在规划这趟旅行，问过她那条短信什么意思，她笑笑说就是想到了而已。

而不安越来越重——因为旅行的目的地——她选择了一个莫名其妙的三线城市，问过原因，她说去了就知道了。

十月十一日　晴

为了赶飞机，起得很早。

关于她为什么选那个地方，即将揭晓。

十一月？吗？现在到底算是什么？

回来了

看见了

不知道自己是否该相信

日期或者天气已经不重要了

甚至分不清现实和虚幻

这世上怎么会有这么离奇的事情？

不知道该怎么做

虽然超出了理解范围但的确亲眼看到了

是幻术吗 可是亲眼看到了啊

不想……

从这页之后，字迹越来越潦草，内容也越来越混乱，既没有日期也没有更多的描述，都是前言不搭后语的零碎句子和词汇，例如前一句还是：时间很慢很慢很慢。下一句就变成：时间过得飞快，快到惊人。

这些混乱的句子中极少有标点符号，而且还有一些页被撕掉了，只留下残破的页根。

我起身从包里翻出香烟点上，又把之前的内容简单看了下，没什么特别的。看得出，日记的主人是个很普通的人，从事某种技术方面的职业，动手能力相对比较强，从他自己动手修表那个行为就能看出。对异性也是一种充满幻想和期待的态度，并没有额外值得注意的地方。

我拿起电话想了想，又放下，决定等搭档回来再说。

抬头看了一眼窗外，下雨了。

三天后，诊所书房。

"嗯，跟我们判断的差不多。"搭档靠在桌子边抱着肩点点头。

我："总的来说有点儿小小的偏执，并不出格，也没其他问题。"

搭档："嗯……明白了……跟我们接触的那个女孩即便是有重叠部分，也谈不上是重叠，因为那只是很常见的大众化的特征罢了。"

我："是的。"

搭档皱着眉盯着地面："动机呢？但是动机呢？为什么要这么做呢？"

我："上次，那个女孩，咱们猜测的基本都被推翻了。"

他继续保持着那个姿势没吭声。

"哦，对了。"我突然想起来，"后来他都做什么了？自杀前？日记后面乱七八糟的没线索了。"

"虽然看起来支离破碎，其实还是有一点儿线索的。"搭档回身拿起桌上的那本日记，"比方说，他提到了离家，没有辞职就不上班了；躲在别的城市；不接电话，似乎还把电话扔河里了；那个女人也失踪了；等等……日记呈现出的混乱，就是现实中他的混乱，从生活到思维方式，全部是无序且崩溃的。"

我："那他找到心理医师是……"

搭档："正相反，是我那个同行朋友找到他的。"

"嗯？"我愣了。

搭档起身坐回到书桌后的椅子上："也是偶然，朋友看到他一动不动地坐在某个咖啡店的角落，几小时没动一下，觉得很诡异，就借故过去跟他聊聊。而他的反应极端机械、迟钝，所以就报警了，并且做了尿检。"

我："以为是不良药物反应？"

搭档："嗯，据说看上去很像神经受损的反应。但检查结果并不是阳性。不过……"

我："怎么？"

搭档："尿蛋白很高。"

"尿蛋白？"我拼命想了几秒钟，"肾……衰竭？"

搭档点点头："嗯，应该是长期奔波和精神压力。不排除体力透支和饮食规律混乱。"

"他……很瘦吗？"我问。

搭档："是的，非常非常瘦。"

我："有照片吗？"

搭档："本来有，但没找到。"

我："那，日记是……"

搭档："他随身那个包里的，包里没换洗衣服，没任何生活用品，只有一些乱七八糟的东西，几个空烟盒，一大把笔，一块坏掉的手表，一个修表的工具盒，一些现金、信用卡、日记本，等等，没有什么明确的线索。"

我："他有提过看到了什么吗？我指日记里提到的那趟旅行。"

搭档："没有，没人知道他到底看到了什么。不过从反应看，很接近那个女孩说过的各种情况——梦魇、对时间概念的丧失、间歇性歇斯底里、沮丧、精神崩溃、自言自语，或者几天不会说一句话，对外界刺激反应极度迟钝……差不多就这样。"

"后来他是怎么自杀的？"

搭档："因为尿检没有任何问题，所以放了，本来是送到救助站，但咱们那个同行朋友决定把他送到医院观察几天。后来好不容易查到他亲戚，通知他们来接，但就在来接之前，他不知去向。之后……又过了一段时间，发现了尸体，就是这样。"

"嗯……"我点点头，"那么，那份一手资料……"

搭档："我们找了整个晚上也没找到放哪儿去了。后来第二天去了他办公室，只找到当年临时记下的一些东西，没有什么特别有价值的。录音倒是有，不过说得很含糊很乱，大多数时间都是那个同行朋友在问，他很少回答。不过有一个重点。"

我："什么？"

搭档："听上去他已经坚信'时间线'这件事了，而且对自己是'时间维护者'这点毫无质疑。但是他却无法接受，所以才……"

我："也许还有情感受打击这件事吧？不是提到那个女人失联了吗？"

搭档："也许吧……无从查证了。"

我："嗯……从这本日记上看，似乎到后面混乱的时候他还并没完全相信这件事，应该中间又发生了什么才对，那部分有线索吗？"

搭档歪着头看了我一会儿："你……看得很仔细，的确有最后一根稻草。"

"嗯？"我反应了一下才明白，"你有什么是我不知道的？"

搭档起身从外套口袋里翻出一张叠起来的纸递给我，然后走到窗侧靠着墙望向外面。

我接过那张纸，打开，看纸张就知道这是从那本日记上撕下来的。

父亲去世前，把他最喜欢的手表留给了我。这些年我一直戴着它。它很准时，从来没出过什么问题。

一九九九年八月十七日凌晨两点三十五分，它停住了。我以为它坏了，打算修好它，但是修表匠却查不出它有什么问题。这些年我试着自己学会了修表，但依旧还是没能修好它，它就停在那里再也没走过。

直到有一天，我突然明白了，不是这块表出了问题，而是时间出了问题。

"难道……"我被吓了一跳，抬起头望向搭档。

他靠在窗侧，紧皱着眉。

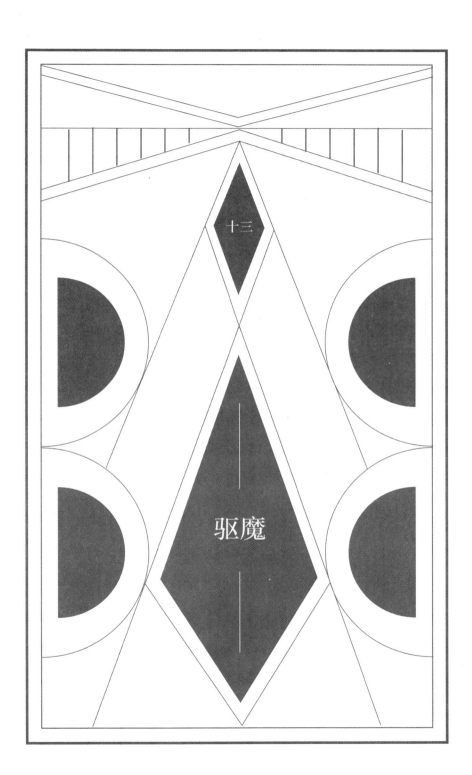

"求求你们了！我只想忘了这件事！别的我真的不需要！而且也没用！能试的我都试过了！我现在只求忘了那些就好！请帮帮我，我都快疯了！"说着眼前的这个女人哭了出来。

搭档："呃……我已经跟你说过了，记忆这个东西很难通过催眠来掩盖住，早晚有一天，某个事件会把原本你求我们藏起来的那部分触发出来的，只是个时间问题。"

她停止哭泣，继续几乎是带着祈求的口吻望着搭档："没关系！能有多久就有多久！一年、半年、一个月，我都接受，然后我再来找你们都成！多少钱我都付！多少钱都可以！我会是你们长期的客户！只要让我忘了这件事！不再做那个梦就好！真的！求你们了！"

搭档无助地望向我。

我知道这个时候必须开口了，于是尽可能放慢语气对她说："你看这样好不好，请你先把事情说明白，否则就算帮你掩盖我也不知道从哪儿下手，你刚刚所说的那个掩盖住某个时间段的记忆真的无法实现，不是我们不帮你，也不是推诿，而是需要知道到底发生了什么。"

搭档赶紧跟上："对对，我刚才说的就是这个意思。"

女人捂着脸抽泣了一会儿，拼命抑制住眼泪抬起头："那……让我稍微休息一会儿好吗？我快扛不住了……"

搭档想了想："这样，看你脸色很不好，你先吸会儿氧，缓和一下，但是别睡着，可以吗？"

女人快速点了点头："好，我不会睡着的，我不敢睡着，我这一周几乎都没能睡着。"

搭档站起身："OK，那么请跟我来这边吧。"

女人跟跄着站起身："能先让我洗个脸吗？"

搭档点了下头，把洗手间的门指给她。

十分钟后。

那个惊恐的女人此时正安静地斜靠在催眠大沙发上吸着氧。搭档隔着玻璃看了一会儿，一脸狐疑地转过头："看起来她真的是睡眠有问题，双眼充血的程度还有脸色……你印象中有接触过令人恐惧到不敢入睡这种程度的梦境吗？"

"没有过，这是第一次见。"

搭档："真是太罕见了，我开始有点儿兴趣了。"

"她吸氧之后会说吗？"我问。

搭档："应该会吧？看上去她处在崩溃的临界点，意志上也很……应该是个很好的切入机会。我想知道问题所在。"

我："你是要诱导她进入到接受指令的半催眠状态？"

搭档抱着肩用拇指在下唇上来回划了几下："嗯……有这个想法，你觉得呢？"

我："最好不要，因为令她恐惧到这种程度的梦境，我们强行重现的话……可能有点儿危险。假如她之后开始抵触催眠，又不愿意自己说，那就麻烦了。"

搭档点点头："嗯，你是对的！OK，那我来问……对了，还有，让她保持这个靠在沙发上的姿势吗？"

我："再给她个胖一点儿的靠垫，抱着。"

搭档微微一笑："明白。"

搭档："好些了吗？"

"好多了。"女人看上去有点儿睡眼惺忪的样子，她的确是很困了，应该在吸氧的过程中是强打着精神才没睡着的。

"那么……现在？"搭档故意拖慢问话的节奏不去触碰主题，他想让眼前的她自己启动话题。

女人深深地吸了口气："这是我最后一次说这件事了，如果你们帮不了我，我可能活不下去了。"

我和搭档保持着沉默静静等待着。

停了几分钟后，她抬起头抱着怀里的垫子终于开了口："我……我是外科医生，有时候会在急诊室值班，半夜经常会处理一些……比较棘手的问题……都是一些突发性的事故。虽然值班很累，但总体来说还好，直到那件事……"说到这儿她停顿了一下，把怀里的垫子抓得更紧了，"那次我被叫起来处理一个车祸事故，开车的是个孕妇，半夜出了车祸。送来的时候有几处内脏破裂，有大出血。当时情况非常复杂，看了诊断结果我几乎立刻就判断出……判断出胎儿应该是不能要了，否则两个人都有危险，不仅仅是麻醉，还有……你能理解吗？"

搭档点点头："我可以理解。"

她："所以一方面忙着止血，让护士通知不在班的同事来院准备手术，另一方面赶紧通知家属，让他们以最快速度赶来，最后经过他们同意后在手术期间做了引产……忙到快中午，才把患者推到观察室。当时我累坏了，胡乱冲了下澡，多一步都不想走就倒在更衣室睡着了……那天，并没做那个梦。之后看孕妇脱离危险，按照惯例，签字交接，很快，我就把这件事忘了……大约……大约在一星期后……也就是……就是……那个被做掉的胎儿的头七……我……我……"恐惧开始慢慢扭曲她的脸，我快速瞥了一眼搭档，他正微皱着眉很专注地在听。

女人再次深深地吸了一口气："从那天之后，几乎每隔一两天我都会做同一个梦。在梦里，我走在医院的走廊上，就是那天接急诊的走廊。走廊里一个人没有，静悄悄的，开始我觉得很奇怪，推开几个房门找人，但人都不知道哪儿去了，我就开始害怕了。然后……然后不知道从什么地方传来很轻微的咯吱咯吱的声音，有点儿像是……老鼠在啃食什么，也有点儿像是什么动物在磨牙的声音，但仔细听那个声音又没了……我在走廊里喊了几声，没有人答应，只有回音，然后我吓坏了，跑到一个房间拉开窗想跳出去，但窗户拉开却是墙，厚厚实实的砖墙，所有房间的窗户都是这样，都被厚实的砖墙封死了。我跑到走廊想找大门……后来……后来……"看起来她的瞳孔因恐惧而收缩，抓着垫子的双手青筋毕现。不知道是不是被她的情绪所感染，我的手臂上起了一层鸡皮疙瘩。

她努力做了个吞咽动作，仿佛在拼命压制下去什么："后来我看到很远很远的走廊尽头有一扇大门，看起来应该从那里能出去，于是我就赶紧往那个方向跑。跑了几步，我发现除了我的脚步声似乎还有别的声音，我回头看，看到一扇门很慢地打开了一条缝，只有很窄的一条缝，有什么东西从门里爬了出来……我……我怕……"这时她的眼神开始变得飘忽起来。

搭档尽可能动作轻柔地把椅子拉到沙发前，握住她的几乎紧张成爪子状的手，轻声告诉她："没关系，说下去，没关系的……"

她惊魂未定地盯着搭档："我……我……我看到一个血淋淋的东西爬了出来，是、是个胎儿……后面……后面……后面拖着长长的脐带……我吓坏了，转身想跑，但是回过头才发现，身后不知道什么时候变成了一堵墙，没有门……我再回过头的时候，那个……那个血淋淋的胎儿已经爬到我脚边了，抬头看着我，张开嘴，对着我……对着我笑……笑的时候……笑的时候露出满嘴尖尖的牙齿……这时候那个细细的磨牙声，又……又响起来了……然后有个很尖、很细的声音问、问我……问我为什么害死它……问我为什么不救它……我、我就吓醒了……"说完她似乎紧张到极致的神经突然松弛了下来，几乎瘫倒在沙发上，要不是搭档及时托了一把，恐怕她会一头栽倒下去，仿佛虚脱了一样。

搭档转过头："水，快点儿，水。"

看着她喝下水后重新靠回沙发背上，我望向搭档，此时他正不解地盯着眼前的女人。

我忍不住开口问："那么，从那次到现在，有多久了？"

女人无力地抬起头："马上就四个月了，我觉得自己快扛不住了……现在我不敢上班，每次在医院的走廊上我都会抖个不停，眼前全是梦里的场景，而且……而且有时候出现幻觉……眼前的人突然都消失了，一下子就好像……我被重新拉到那个噩梦里……好几次转身要跑的时候，撞到别人才能回到现实……虽然就几秒钟的时间，但你知道吗，那种感觉无比地漫长……而且太……太像真的……太可怕了……"我留意到她捧着水杯的手因恐惧而剧烈地抖动。

"那么，"搭档皱着眉，"你最开始说想过很多办法，能告诉我们你都试过什么办法吗？"

她再次艰难地深吸了一口气，仿佛不这样做就会窒息似的："我吓到不行，去过庙里、去过道观、试过很多次拜佛烧香，发现没用。之后还找过朋友介绍的'高人'来指点，在枕头下面放过剪刀，床头贴过符，求过各种圣水摆在家里，床头柜上，还……还用自己的血供奉过一些不知道是什么神的像……那是一些朋友介绍的……"说着她亮出手臂内侧，皮肤上有一些明显刀伤的划痕，不过看起来已经愈合有一段时间了。"我……我请过各种护身符……还有佛珠、手镯、戒指、玉佩……后来还有人建议我请僧人做过超度，我照做了，跪了整整一天，但都没用，一点儿用也没有……"说着她又有点儿要虚脱的架势。

搭档："好，我们知道了，你先在这里休息一会儿，我给你放点儿轻松的音乐，我们商量一下就来，好吗？"

女人疲惫地点点头。

"如果能睡着的话，你睡一会儿也可以，在这里是安全的。"搭档口气极为温和。

她苦笑着摇摇头："没用的，我试过。目前看我只有在公交车上才能睡着，别的地方都不可以……否则……"说着她翻出手机，依次打开一连串的闹钟。我看到了，每个时间点间隔只有三五分钟而已。

打开音乐后，我们退出催眠室去了书房。

搭档关好书房门，从抽屉里找出香烟打火机，走到窗边，打开，然后靠在另一边的书架上点燃香烟，看着窗外。

我忍住了去拿烟的欲望，转身坐在门边的小沙发上："你觉得，这个情况……"

"真好玩！"那家伙双手插在裤兜里，叼着烟眯着眼，嘴角带着一丝坏笑。

"好玩？"

"嗯哼。"看起来他很高兴的样子。

我："你是说其实你明白是怎么回事儿了？"

"没有！"他回答得干脆利落。

看着他单纯的表情我觉得又好气又好笑："那你不觉得……嗯……很值得同情吗？"

他拿下嘴里的烟收起坏笑一本正经地看着我："如果，同情就能解决问题，那我肯定会同情。同情并不能解决问题，是吗？So，同情在这里没有任何价值和意义。"

我懒得和他较真儿："那你听出什么问题了吗？"

"当然！"

我："说来听听。"

"首先，"他把手里的烟塞进窗台上的一个瓶子，盖好盖子，然后回到书桌后面的那把椅子上坐下，"她把一些不喜欢的东西叠加进了梦境，例如医院的走廊，就是她值班的那条走廊。其次，等等，按照这个推论的节奏，虽然我们完全可以分析出她的问题所在，但是就现在的状态来说她没办法接受，并且扭转来自心理恐惧的这个事实啊……我想想……"说着他盘起一条腿交叉手指开始低着头无声地嘀咕起来。

搭档没头没尾的这段听得我一头雾水，但既然他已经进入到自我梳理状态，我也只好保持着沉默。

几分钟后，他抬起头："我想起个人，能帮她。"

我："什么人？你的……老师？"

搭档似乎被这个猜测吓了一跳："不不，他太可怕了，不是他，是一个朋友。"

我："除了我之外你还有朋友？不是同行吧？"

搭档笑了："我在你眼里就是那么孤独的人吗？当然不是同行！"

"别卖关子了，赶紧说。"我知道他又在玩故意躲躲闪闪不正面回答那套把戏，"到底是个什么人？"

"嗯……"他挠挠头，"是个……嗯……对民俗方面比较精通的人……最擅长的是画符和批八字等，偶尔也看相……"

我目瞪口呆地看着他。

"怎么了？"他一脸无辜地看着我。

"你你你你你！"一时间我气得不知道该说什么好。

搭档："这个人真的很在行的，能解决她的问题。"

我："这不是重点好不好！"

"那什么是重点？"

要不是有患者在诊所我几乎就喊出来了："你知道你这么做的后果吗？假如，假如你只是找个人冒充神棍充当安慰剂或者倾诉媒介我都接受，毕竟，那也算是方式方法……"

"不，"他一脸正经地打断我："这个人不是神棍，是真的精通那些……"

我："你闹够了没有？憋了半天就想出这么个馊主意？你知道这事儿如果传出去的话，我们会被同行怎么看吗？"

"不传出去不就完了吗？"搭档做出一副无所谓的样子，"就算传出去我也不在乎别人怎么看。"

"我在乎，这很糟。"我平静下来试图让他放弃那个离谱的想法，"这不是正常的途径，也违背了我当初答应你开这家诊所的初衷。"

"没有违背，而且……其实也不糟……嗯……不太糟，我明白你对这事儿的看法了。你看这样好不好，我知道你一直都很相信我，这次请你也一样相信我，我不会把事情搞砸的……"

"这不是搞砸不搞砸的问题……"

"好了好了。"搭档不耐烦地再次打断我，"多大点儿事儿啊，真的没关系的。"

"这次你太过分了，我们是心理诊所，不是阴阳馆。"

他咧开嘴笑了："就当客串一次阴阳先生也没什么不好。"

我看着他满不在乎的样子知道他已经打定主意了："你疯了，一定是疯了。"

他微笑着盯着我的眼睛："相信我，这个世界早就疯了。"说着他抄起了电话。

"这件事，我们可以帮你，现在我还不敢说有百分之百的把握，但是我相信成功率比较高。"搭档表情严肃地盯着她的眼睛。

"真的吗？真的吗？能把我那段记忆彻底抹掉吗？能保持多久？以后也不会再想起来？能彻底忘记吗？"她由于激动，声音有些颤抖。

搭档："不，我的意思是说，彻底解决这件事，而不是简单地帮你抹去记忆。"

她的表情从惊喜转到失望："你们？你们……你们怎么帮我解决这种事情……"

搭档："我之所以不敢确定是因为，这件事你得来，但是我们可以保证你的安全……你先别紧张，不是要你做什么出格的事情，也不是其他什么奇怪的仪式，并不复杂，只是需要你配合而已。假如你不愿意，那么我们什么也帮不上。"

她咬着嘴唇想了一会儿："你……你能告诉我到底是什么方法吗？我想听听看……不是不相信你们，我是真的怕了……"

搭档点了点头："没问题，但你必须先回答我几个问题，这几个问题是至关重要的，如果你不如实回答，谁也帮不了你。可以吗？"

她疑惑地望着搭档："你问吧。"

搭档："首先，你要仔细回忆一下，事发当晚，你的判断，真的是正确的吗？有没有可能误判？我的意思是说，其实胎儿是可以……你明白吧？"

她凝重地点点头："这个我确定，没有误判，这种情况我是很谨慎的。后来赶来的其他医生的判断和我是一致的。"

搭档："很好。第二个问题：以前发生过这种情况吗？我是说你曾经有过类似的手术经历吗？"

她："没有，那是我第一次遇到这种情况。"

搭档："那么，参与手术的其他同事……有没有被……纠缠？"

她："没有，只有我，可能是因为最初我提出的吧……我真的……当时我真的完全是从专业角度考虑的，没想到……"

搭档打断她的痛苦自责："好了，我最后再重复一遍第一个问题，你的答案是同样的吗？仔细想，不要着急回答。"

她低下头想了最多几秒钟："我确定。"

搭档："很好，那么现在我来跟你说明情况：我认识一个人，不是你所说的那种'高人'，但是这个人……嗯……怎么说呢，擅长沟通阴阳两界，他不会对你提任何奇怪的要求，也不会收你任何费用，你只要按照他说的做，就可以……"

她拼命摇着头："不、不，我不信，我见过很多了已经，都是骗人的，没有一个有用的，我不信……"

搭档笑了："信不信，你决定，但是你见过之后再下判断可以吗？选择权在你，你来决定，而不是他或者我们。假如，我是说假如，你见到他觉得是个骗子，那么我们立刻回诊所，接下来我们就着手帮你抹去那部分记忆，你看怎么样？"

听搭档说这句话我心里一惊，因为他所说的抹去记忆是不可能的，至少我做不到。

她又迟疑了一会儿，看了看我，看了看搭档："好吧……现在吗？"

搭档不动声色地撒了个谎："现在就走，不用通知他，那个人应该知道我们今天会去。"

他口气听起来越来越像个神棍了。

搭档的朋友是个头发花白，戴着深度近视眼镜，清瘦，看起来四十来岁的男人。他身上有一种淡定平和的气息，但眼神所流露出的一些什么东西又和那种淡定平和格格不入，似乎是凌厉？细看却看不出来哪里凌厉。反正那个眼神会让你觉得他所说的是不容置疑的。

"看起来，你最近过得不是很好。"搭档的朋友声音略显沙哑，不疾不徐。

女人点点头。

"看你脸色不好，疲倦，疲惫，接近崩溃。是不是遇到什么烦心事儿了？还是被什么纠缠了？"他笑起来的样子丝毫没能缓和眼神中若隐若现的凌厉。

她求助似的望向我们，而搭档示意她自己说。

她低着头，内心深处挣扎了好一会儿，最终还是原原本本把来龙去脉说清楚了，但这次明显克制住了大部分恐惧所带来的情绪波动。

搭档的朋友点点头，靠回到宽大的木质椅背，把手肘放在那张摆满各种奇怪摆件还有笔墨纸砚的桌面上，顺手抓过来一个小摆件，边捏着玩边低着头似乎在考虑什么。

过了几分钟，他放下把玩的小摆件，提起一旁的毛笔，随手抽出一张纸，用笔尖在砚台中点了点墨，在纸上匆匆画了个符，然后慢条斯理地放下笔，把那张纸转个方向推了过来："你请的符，是这个吧？"

她低头看了看符，先是愣了一下，跟着就被吓了一跳："好像……是……应该就是！你怎么知道的？"

搭档的朋友："这个符，是驱怨灵的，没错。但很显然，给你符的人没明白到底该怎么用……画符的人是不是让你贴在床头？"

"对对，是让我贴在床头的。"她不信任的态度已经开始有所转变。

"嗯，其实问题出在这里了。"搭档的朋友把那张画了符的纸收回、整齐地叠好，压在一边，"有些时候，我们和另一些东西是互相看不见的，所以谁也干扰不到谁。本来是没事儿的事，但是这个符贴在床头，让一些本该看不到你的东西，能看到你了，所以才越来越麻烦。你遇到的事儿呢，原本可能只需几天，这个劫，就过了，但因为有了那张符，反而像个宣战书，所以，你被缠上了，到现在都没能摆脱。你的烦恼，还有困惑，应该就是这么开始的。"

这时候女人开始哭："你……您说的一点儿都没错，现在我该怎么办，我怕，我觉得自己……"

搭档的朋友："好了，你先别哭，有些事情呢，不管是劫还是缘，都在你身上，度劫还是化劫、续缘还是灭缘，能解的，也只有你。别人虽然能帮你，但假若你要是不愿意，那就算神、佛都来了，也照样无能为力。"

"我愿意我愿意！"她忙不迭地点头，"我肯定愿意！"

"那，你们先等等，我找样东西。"说着他起身看了我们一眼，转头去了别的房间。

听着他在里面翻箱倒柜地找着什么，女人回头感激地看着搭档："这个……这个大师，和我以前见过的都不一样，他要是真能帮我……帮我过了这个……这个……我怎么感谢你们……"

搭档摇了摇头："先别急着感谢，这个领域我们都不熟悉，听他的吧，我说了，他比较靠谱。"

"嗯，我一定……"这时搭档的朋友出来了，手里拿了小木盒。

在我们的注视下，他慢悠悠地回到桌子前，坐下，随手抽了张纸巾，擦干净木盒上的浮土，打开盒子，取出一个看起来似乎是印章的东西。

"这个呢，是个印章，"说着他举起来给我们看了看，然后转手递给女人，"我来告诉你该怎么用，该怎么办。"他动作太快，我们谁也没看清印章上刻了些什么。

她刚要伸手接，搭档的朋友又撤回了手，郑重地问她："在跟你说明之前，你要告诉我，那件事，你真的问心无愧吗？"

她咬着下唇认真地点了点头。

"很好，那么这个东西，能帮你。"说完他从身后的书架上抽出一块红布，把印章包起来递给她。

"好！"她小心地接过印章捧在手里，"那请您告诉我，这个要怎么用？"

搭档的朋友："这个布包，别打开，一直包着，一会儿就出门去买一盒印泥，要新的，大红的，其他颜色都不行。记得住吗？"

她："记得住，没问题。还有吗？"

搭档的朋友："睡前呢，拿出印章，蘸好印泥，端端正正地盖个印在自己额头，还有心口的位置。注意看好上下左右，别颠倒了。看不懂上面的字、分不清上下左右没关系，印章侧面标记'天'字的，在上；标记'地'字的，在下，明白吗？"

她不停地点头："好！我记住了！谢谢您……"

搭档的朋友："别着急，我还没说完呢。"

"哦……那您说，您说……"她不好意思地笑了下。

"接下来，也是最重要的。"说着他起身背着手在屋里慢慢踱步。如果不是走得太慢几乎跟搭档一个路数——强调重点的时候，用行为来强化。"事情哪儿起的，哪儿结。而且必须你自己来结，你明白我的意思吗？"

看上去她有点儿困惑："哪儿起的？哪儿结？梦里……难道……"

搭档的朋友停下脚步看着她，抬起一根手指："没错，再有那个梦的时候，就是了结的时候。"

"可……可是……我……"听起来她的声音有些颤抖。

"没有可是，一开始我就说了，一切都在你，你不愿意，谁也帮不了你。什么画符啊，什么求神啊，其实呢，求谁都不如求自己。"说着他重新背起手踱步到墙上的一幅字画前停住脚步，细细地看着那幅画，"你想想看，自己的事情，自己不去主动了结，指望天上的神？还是指望根本就不认识你的人？哪儿有什么神人啊，神就是神，人就是人。"

"可是……可是我要是被……被……醒不过来了怎么办？"她已经开始动摇了。

搭档的朋友转过身笑了："所以我才会给你这个印章，让你盖印在额头和心口，有了那个印，谁也动不了你。虽然只是保你无恙，但事儿还是得自己说清楚。你说过，这事本身，你是问心无愧的，那就好。说清楚，说明白，不要怕。再说了，你为医，治病救人，坦坦荡荡，有什么可害怕的？心里无愧，邪魔外道是动不得你的。你想想看，这些天，那个东西把你怎么样了吗？只是弄个小手段唬人罢了。要是它再敢来纠缠胡闹，你就声色俱厉、义正词严地骂回去。天下最大不过一个'理'字，还有别的吗？早晚都归到这儿来，你怕？记住，它比你更怕。"

女人抿着嘴停了好一阵，又用力咽了下口水，鼓足勇气点了下头："好，我……我听您的……这个……这个章真的……"

"放心吧。"说完，搭档的朋友转过头继续看着墙上那幅画，"一会儿要来个人，我得等，就不送了啊。"

搭档连忙拉我起身："好，那就不打扰你了，我们先走了。"

回到诊所我觉得有点儿恍惚，搭档端着水杯笑眯眯地看了我好一阵我才反应过来。

"怎么了？"我问。

搭档："有意思吗？"

我："嗯……有意思，这个人的确跟别人不大一样，似乎……似乎……说不上来。"

搭档："我说了，他很靠谱的。"

我："但性格……我觉得跟你有一拼。"

搭档叹了口气："我其实没那么糟的……"

我："因为不能更糟了……话说回来，你这个朋友是不是大师我不管，但我坚定地不认为你这是正确的方式。"

"解决就完了呗，还能收钱，管他什么方式方法。"他又摆出一副很无所谓的架势。

"但是……"这时接待室的电话响了，我想了想，懒得再跟他说这件事了。反正做都做了，还能怎样？

三周后。

她出现在诊所的时候我几乎不敢相信是同一个人，虽然还谈不上神采飞扬，但看起来的确是容光焕发，而且还换了发型。

　　"我真的，真的，不知道该怎么感谢你们！还有那位大师！要不是我是个路痴，自己找不到，我一定当面去谢谢他，真的太感谢了！"她一面说一面把一大堆零食饮料外带烟酒往我们面前推。

　　"呃……"我为难地看着桌上那些花花绿绿的包装。

　　她："不不，你们别误会，费用我双倍付，真的，真的双倍付！这些只是我的小心意，我不知道怎么感谢，干脆走了很俗气的套路买来的。另外，"说着她掏出一个厚厚的红包递过来，"麻烦二位了，请把这个转交给那位大师，小谢礼，真的是小谢礼……"

　　搭档随手从桌上那堆零食里挑了一包，撕开，掏出一片薯片扔到嘴里："双倍就算了吧，费用该怎么收还是怎么收，至于那个红包，你不了解他，他不会收的。"

　　她一脸的诚惶诚恐："只是一点，不多，小心意，我懂。"

　　搭档停止嚼薯片郑重地看着她："不，你不懂，是不能收，做这种事情的收了会不太好。"

　　她愣了一下："啊？这样啊……那……那你看我怎么谢他呀……这、这简直是救了我一命……"

　　"真的没事儿，对他来说不算什么事儿，你只要别四处宣扬就好了，他现在半隐居状态，不太喜欢被打扰。"说完他又往嘴里扔了一片薯片。

　　"哦……"看起来她很失望，把红包放回包里，又拿出一个小布包，"这个，请代劳帮我还给大师吧，以后还能救……还能帮别的人。"

"嗯嗯。"搭档大大咧咧地接过来放到一边，顺便抄起 POS 机笑眯眯地问，"您是刷卡还是现金？"

她走后，搭档把手里的空零食袋攥成一团扔进垃圾桶，然后认真地在零食堆里继续翻找。

"你替别人拒绝红包还真大方。"我接过他递过来的一盒巧克力。

那家伙舔干净嘴唇上的薯片渣后又撕开一袋别的什么："让他帮个忙而已，收什么钱啊。"

"但我始终觉得……这件事……反正让我很不舒服……"

"你没事儿吧你？皆大欢喜有什么不舒服的？"

我："你老说没事儿，可是……"

"好了好了，这样，明儿咱俩约他喝个茶。"搭档不耐烦地挥挥手。

我："你不是不喝茶吗？"

搭档抬起头看着我："对呀，他喝。"

第二天。

搭档和他的朋友仰天大笑，我则目瞪口呆。

"这么说……这么说那个章……"我找出那个章拿在手里仔细看，上面完全是鬼画符一般的东西。

搭档的朋友停住笑："别看了，那是金文，早年间我刻着玩的。"此时他的语速也并没有那天那么缓慢。

我："这……不过那天你说的……嗯……的确……怎么讲？很有道理，

而且很玄妙的感觉。"

搭档："当然，他真的精通这个。你以为那些是外行说得出来的？你以为那个符是随便听听就能画出来的？"

我："好吧……因为……太真了，所以连我也被骗过去了……哦，不对，不是骗，就是真的。"

搭档："所以说，根本不用来找人演，直接找真人就成了。"

我："可是，配合得也太……"我转向搭档的朋友："反正我没看出来有什么不对劲儿……那个电话我当时在场，听了，他没说什么啊！"

搭档的朋友笑了笑："你这个搭档，原来找过我，我们合作干过类似的事儿。所以他电话那头一说情况，我就知道是怎么回事儿，明白该怎么做了。"

我："那为什么不事先告诉我呢？害得我……"

搭档的朋友看着我又笑了："他就是这样的，看来你对他还是不够了解。"

我有点儿好奇："你们认识很久了？"

搭档点点头："他曾经是我姐的男朋友，后来分手了，但他比我姐有意思，我们一直没断联系。"

搭档的朋友："没断联系？上次一起喝茶是几年前了？"

搭档挠了挠头："昨天？"然后无耻地笑了。

搭档的朋友没搭腔，微笑着端起茶杯："你姐还好吗？"

"还那个德行呗，微笑着咄咄逼人。"

"她知道你现在开的诊所吗？"

搭档："啊……知道，前些日子来砸场子了，很烦人。"

搭档的朋友："给你带客户了吧？"

搭档点点头："嗯，你真了解她……"

搭档的朋友放下茶杯："你现在干的这个，才算是驱魔。"

"驱……？哦，心魔？嗯……某种程度上，算是吧……"搭档端起茶杯闻了闻，又放下。

听着他们俩对话，我摆弄着手里那个章，仔细辨认了好一阵依旧没看懂上面到底刻的是什么字。

搭档留意到了："还在看啊，说了那是金文嘛，你认识？"

"不认识……所以更好奇上面到底刻了些什么。"

搭档转过头对他的朋友扬了扬眉。

搭档的朋友似笑非笑地看了看我，又看了看我手里的章："没什么特别的，很俗的四个字——问心无愧。"

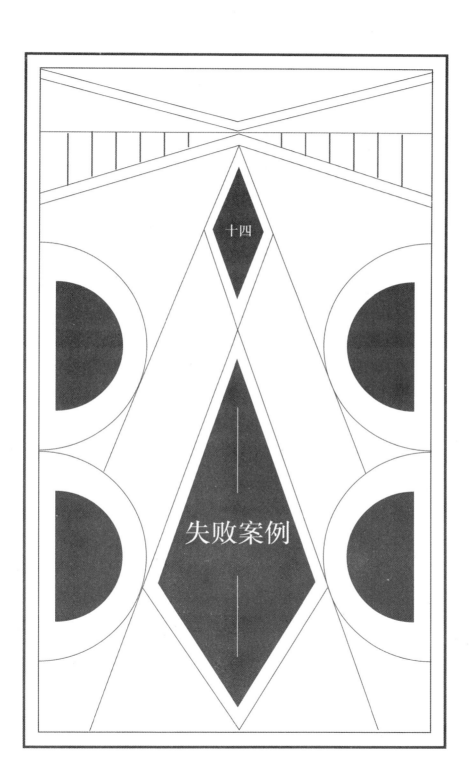

十四

失败案例

搭档："为什么那么在意他说的话呢？"

胖女孩抽了下鼻子又擦了擦眼泪："因为……因为我喜欢他……"

搭档点点头："所以，说到最后，就是他那句'你该减肥了'而已。"

"是……就是这个……所以从那之后……"说着胖女孩又哭了起来。

搭档沉默着等她哭完。

过了几分钟，胖女孩抬起头问："你是怎么看出来的？看出你知道我……那个……是……扭曲的心态……"

搭档笑了笑："前几次你提过一件事，可能你自己都忘了。说到办公室冲突的时候，有人说自己这里还有零食，你的反应是问：'有的吃？在哪里？什么吃的？'"

胖女孩擦干眼泪笑了："我真忘了，但这句怎么能看出来了？"

搭档："你在期待着有人追问，'你都这么胖了，还热衷吃？'对吗？"

胖女孩叹了口气："你果然是专业的，没错，我就是等人问，然后好搬出那一大堆减肥无用的理论来……你很厉害。"

搭档："不，我要说的不是这个。"

胖女孩愣了："那是什么？"

搭档："你的所有理由和借口，都是说给自己听的。"

"我……是……"她愣愣地出了会儿神，"你说得……说得没错。"

搭档无声地点点头。

"那……"胖女孩咬着下唇想了一会儿，"那我该怎么办？"

搭档："给自己定个目标吧，不要太遥远的，从一个节点开始，一个步骤一个步骤地来，凡事总有个开头。你的体重不是一天增上来的，也不可能一天减掉。循序渐进。这件事上，我想我的搭档能帮上你，他算是健身房的常客了。"说着他对我努努嘴。

胖女孩回头望向我，我告诉她："的确，我可以帮你联系我的教练和营养师，会给你很好的建议。他们会根据每个人的情况给你合理并且循序渐进的意见，而不是简单粗暴地直接节食，相信我，这很重要，因为开始的时候都需要一个适应期。但更重要的是，价格不菲——假如你放弃的话，他们不退钱。"那一瞬间我觉得自己说话的方式和口气很像搭档。

胖女孩笑了："有那么贵吗？"

我想了想："跟你来心理诊所的价格差不多。"

胖女孩："那算是不便宜了，我愿意试试……真的可以做到吗？"

搭档接过话茬："你心里的疙瘩已经解开，接下来该解开身体上的疙瘩了，决定权在你。你难道不想让自己更好吗？我相信你一定想让自己变得更好，否则你会选择自暴自弃，而不是来找我们。"

胖女孩笑了一下，认真想了会儿，严肃地点点头："我觉得，我能做到。"

搭档站起身："这就对了。"

接下来她在洗手间足足补了半个小时的妆。

送走胖女孩后，搭档关好门转过头："看到了吧？就像她第一次来的时候我说过的，有些人的一句话，就一句，对另一些人来说意味着天堂或者地狱……"这时门铃响起来了。

搭档对我耸了耸肩，转过身拉开门："是忘了什么东西……嗯？呃……你好。"

门外站着一个四十来岁的陌生男人。

坐下后他疑惑地看了我们一会儿。

搭档："怎么？您是要……"

他："没想到你们这么年轻。我……有点儿担心，你们……可以吗？"

搭档："这个没办法保证，那要看是什么事情了。"

他："那这个诊所的墙上怎么这么干净？一面锦旗也没有。"

搭档看了看我："那种红黄色系的不太适合挂在心理诊所，这里不是推拿按摩的地方。而且，我们收费就可以了，不需要那种东西来证明。"

他皱紧眉头认真想了几秒钟："我从没接触过你们这行，所以不是很清楚。我先说说吧，你们听听看。"

"OK！"搭档欣然接受，"说说是不收费的。您先说。"

"嗯，"他点点头，"我想问一下，失眠多久，会死人？"

搭档："失眠多久会死人？您的意思是一个人失眠多久会死，对吧？这个没有特定的记录，通常几个月到几年不等。而且，通常情况下是压力、焦虑造成的失眠，所以死者的死因还不太好说到底是因何致死。失眠只是症状之一罢了。"

他重新上下打量了一下搭档："哦，看来你还是挺专业的。我说的就是这个意思。不过，我想问的是，在梦里失眠，怎么办？"

我愣了一下，因为印象中我曾经从某个同行那里听到过这种案例。

搭档："您……在梦里经常梦到自己失眠，对吗？"

他："嗯，好久了，虽然是睡着了，但是那种梦，让人不舒服。明明睡了足够长的时间，但感觉没歇过来似的，起床后要好一会儿才能缓过来，不然就一直在梦里，是那种很困、很乏，但睡不着的状态。"

搭档："每天都是吗？"

他："每天那还了得！不是每天，但时常发生。"

搭档："都是什么时候？我是指有没有特定的规律？工作、生活压力？某些突发事件？或者跟某个人有关？"

他："周末，每当周末的时候就会这样，几乎没例外……嗯……我想想，差不多吧，极少周末不梦到自己失眠。"

搭档："这种情况多久了？"

他："有半年了。一开始没太当回事儿，反正也睡着了，但我担心这样下去，会不会真的失眠？我不想那样。"

搭档："你的睡眠需要服药吗？"

"你怎么知道的？"他一愣，"我大概每个月吃一两次褪黑素。"

搭档："那么，是在周末吗？"

他："不，在出差的路上。"

搭档："怕吵？"

"嗯……"他在犹豫，"也不能说是……怕吵……就是怕自己睡不好。所以……"

"更早的时候，有过这种事情吗？或者发生过？"搭档小心地绕开那个词。

他想也没想："没有过。"

"那么，"搭档想了一下，"亲人当中，有这类问题吗？"

他："也没有。"

搭档点点头："嗯，这么说来，应该是某种心理问题了……我能问一下，在梦里是怎么个情况呢？"

他靠回到沙发背上，认真回想着："在那种梦里，我都是决定上床睡觉，但翻来覆去就是睡不着，脑子里不是这个事情就是那个事情。好笑的是，有些事情并不是真的，你明白我的意思吧？就是梦里假设了一些很烦心的事情，因此而睡不着。好不容易昏昏欲睡了，一个激灵，醒了，是彻底从梦里醒了。然后翻腾一会儿再睡着的话，有时候继续做那种失眠的梦，有时候就不会了。所以……有点儿怪……"

搭档："梦里都是固定场景吗？"

他眯着眼想了下："这个……我印象不深了，不一定吧。也许……不记得了。"

搭档："您刚刚说过，梦里会假设一些烦心事，都是什么样的烦心事儿？这个应该还有印象吧？"

他："啊……这个，有一点儿印象，都是很无聊的一些内容。"

"例如？"

他挠挠头："例如……例如担心自己脚指甲是不是过长，睡着会不会划伤自己；还有担心被子上的绒絮会被吸到肺里；还有一次是担心院子里的树上的果子长虫子怎么办……很好笑，完全是梦里假设的，我根本不住有院子的房子，更别提什么长果子的树了。"

搭档想了想："有什么特别离奇的吗？"

他沉吟了几秒钟："有一个。那次梦里担心的是自己第二天出去怎么见人，因为上床前刷牙的时候，发现自己变成了怪物，就是恐怖片里那种很多毛，有点儿像狼人的那种……你知道吧？就是那个，但似乎又觉得第二天天亮也许会变回来，睡前又开始担心变不回来怎么办，这算怪异吧？"

搭档："嗯，很怪异了已经。"

他："反正……就是这些奇怪的事情。现在能告诉我这是为什么了吗？"

搭档点点头："典型焦虑症。"

他："但是我焦虑什么呢？"

搭档笑了："让我们排除一下吧！您愿意吗？"

他看着搭档摸了摸下巴："那……试试看吧！"

"通过刚才你说的那些，已经多少知道一些了，绝大多数的焦虑无外乎来自几个点：工作、婚姻，还有生活。我知道这么说起来很泛，像是在蒙，但别着急，让我们挨个说下您就明白了。先说工作吧，工作不可能没有压力的，就算是乞讨也有压力。那么，您觉得工作压力方面……超出承受范围了吗？"

他认真地想了一会儿："你说得没错，的确是有工作压力，但没到无法承受的地步，而且我相信自己还游刃有余。就这点来说，我自己不觉得焦虑是来自这方面。"

搭档："好，那么，接下来是婚姻。"

他抿了下嘴唇："这个没什么好说的，我七八年前就离婚了，不打算再结婚，我不适应婚姻生活。孩子归前妻，抚养费方面我安排得很好，而且她也再婚了，没什么压力。"

"离婚的缘由是什么？"搭档问。

他："感情不和。"

搭档："你有再……"

他："没有，我没再结婚。"

搭档："原因呢？"

他："就是单纯的不想再结婚了。"

搭档："是被感情伤到了吗？"

他："谈不上。"

搭档扬了扬眉："看来就剩下生活方面了，你觉得……是这方面吗？"

他皱着眉："你不觉得这个太宽泛了吗？生活的话……"

"我知道，排除了前面两点，我才会确定这方面的方向，我所说的生活，是单指生活目标方面，这个，是你的问题所在吗？"当搭档开始打断他的时候我才注意到，不知不觉中搭档已经不再用敬语。

他愣了一下："是……你说得对……"

搭档："嗯，让我推测一下试试看。你接受吗？"

他又挠了挠头："嗯……你说吧。"

"你现在过的，是你想要的生活吗？"搭档目不转睛地盯着他的眼睛。

他先是愣了一下，然后想了想："嗯……差不多是吧。"

搭档丝毫没有打算妥协："差不多的意思，是很接近？还是已经是，但有些小地方不尽如人意？"

看起来他对这点似乎不太确定："嗯……应该是后者。"

搭档："哪个？"

他："啊……就是那个基本上是，但有些小地方不太如意的……那个。"

搭档："那么，你觉得不尽如人意的地方是什么呢？"

他："这个……我也说不太清楚，反正就是……嗯……你问到了嘛，我觉得是那种，具体的……这个……我也……说不出来。"

搭档："是失去目标了吗？"

他飞快地眨了几下眼睛："可能……吧……没有什么特别的，怎么说呢……没有什么特别的目标了。当然工作上还是有一些的……生活上……这个……"

搭档："很多事情都看透了的感觉？"

他点点头："有点儿那个意思。"

搭档："年轻的时候，我是说二十多岁的时候，有理想和目标吗？"

他笑了："当时年轻气盛嘛，还是有很多想法的。"

搭档："之后呢？是觉得那些没意义，还是已经实现却反而失落了？"

他："是后者，我觉得……但也有点儿前者的意思。"

搭档："嗯，那我来帮你详细地说明一下？无论我说到什么都只是比方，并没有任何贬义，可以吗？"

他："没问题，你说。"

搭档："年轻的时候你要得很多，去拼命实现，但当其中一些实现后，你却发现自己就像是一只追逐汽车的狗一样，遇到车就狂奔，叫着去追，可真的追上了，那只追车狗反而不知所措。看起来很滑稽，明明已经追上了，却不知道该拿那辆车怎么办，只能围着车继续叫几声然后不了了之。看起来似乎更有趣的是那个过程本身而不是目标。"

他皱着眉点了点头："追车狗……嗯……还真有点儿那个意思，理不糙……"

"之后，"搭档顿了顿，"之后，慢慢开始不再有当初那种热情，虽然依旧还是会有很多想法，但失去了曾经那种热切去追逐目标的动力，面对所有新鲜的事物，都会先想到达成后的不知所措，所以一切都索然无味，哪怕是那些并没有到手的，或者还未实现的。"

他看了搭档一会儿："是，的确就是这么回事，就是这样的。可我不明白，这跟我经常做梦失眠有什么关系？刚才你说我算是焦虑，可是就是因为失去目标而焦虑吗？"

搭档："你对物质上的获取，已经没有兴趣了，要我说，该转到精神方面的需求了。"

他似笑非笑地看着搭档："比方说？"

搭档："宗教。"

我被他这个说法吓了一跳。

他抱着肩靠回到椅背上，皱着眉却面带笑容地看着搭档："你……不会让我跟那些人一样，找个什么上师或者仁波切吧？"

搭档："当然不是，你不需要上师。"

他："那我需要什……"

搭档："我说过了，宗教。我是指宗教本身，而不是其他的任何东西。"

他收起古怪的表情严肃地问："有那么重要吗？"

搭档："你试过吗？"

他摇摇头。

搭档："那么，我们再深挖一些吧！我不认为你离婚的原因是感情不和，我认为有别的东西在里面。对你来说，那是很难说清也非常不好表达的一种东西，对吗？"

他缓缓点了下头。

搭档："不是共同语言的问题，不是生活习惯的问题，不是其他更多，只是你心里那一点点奇怪的东西，而且你自己也很难形容到底是什么。让我猜猜看，你会不会有时候很希望自己是个苦行僧？一无所有，但无牵无挂，按照自己的理解去生活。可是，你又放不下目前所拥有的一切物质。"

他依旧缓缓地点了下头。而交叉在胸前的双臂已经开始渐渐松弛下来了。

搭档："这就是你的问题所在。你不知道自己想要什么。所以，你会焦虑。包括你离婚也是，我相信你对你前妻和小孩很好，给的补偿金也足够多，借此来弥补你内心的愧疚，但是，你无法就这样生活下去，因为你隐隐约约清楚自己对于未来的某种期待，而那种期待和之前的期盼正相反——你，想要一个看不到的未来，而不是可以预见到的未来。"

他先是紧紧抿着嘴唇盯着搭档，然后眯着眼说："你知道吗，你刚刚说的那些，都非常准确，准确到我差不多认为你此刻正在从我脑海里窃取思维。"

搭档："虽然我很希望自己有这个能力，但，我没有。"

他："那么，你刚刚说让我找个宗教……就能解决焦虑的问题吗？"

搭档："不一定，很可能完全无效。"

"嗯？你的意思是……"他困惑地看了看我，"你觉得虽然没把握，但这是最好的选择？"

搭档："也不是。"

他："那为什么……"

搭档："这是我唯一能想到的。"

他眯着眼睛看了看搭档，又再次看了看我："这个……似乎不像是个专业的答复……"

搭档："很多时候，不是所有的心理问题都能解，实际上有非常多的情况是：我们都知道问题所在，但就是没有解法。除非时光倒流到某个节点，我们也许有办法。或者，时光加速，到未来某个节点，我们也可能有办法去找到那个能触动你的事件。但，现在，至少我没办法。"

他看上去很惊讶："真的吗？还有这种知道问题所在就是无法解决的情况吗？"

搭档："心理分析又不是万能的。"

他看向我："看你们门口写的有催眠资质，是不是催眠可以对此有点儿帮助？"

我接上话茬："同样，催眠也不是万能的。"

他嘀咕了几句，突然笑了："宗教也不是，对吧？"

"当然不是。"

"所以说，"他跷起一条腿，"我的心理问题是你们无法解决的喽？"

搭档点点头："是这样，但，至少我们对你最开始的问题，能给出个确切的答案。"

他："我开始的问题？什么问题？"

搭档："你刚来的时候问过，一个人失眠多久会死，我可以明确地说明，像你这种情况不会有任何问题。"

"嗯。"他表情漠然地点点头。

"还有就是……"搭档似乎迟疑了一下，"有个……个人看法，我只是说说，你愿意听吗？"

他看着窗外想了想："你说吧。"

搭档："不是每个人都能看到现实中的阴暗面，但肯定不止你一个人看到了阴暗面。这个世界上存在太多的丑恶和肮脏了，有人接受，有人漠视，有人觉得这是机会，有人沉溺其中，还有人选择奋不顾身地去救赎，而更多的人，是收起目光只看着自己眼前那一点点，这个就是现实，你得接受这个现实。"

他："我没听懂你要说什么。"

搭档深吸了一口气："人到中年，毕竟也过了半生了，自然而然地会有很多分析和回顾，许多事情不应该去消极地看，否则那种沉沦所带来的无力感会一直伴随着后半生的。无论工作、家庭、理想、目标，还有更多更多其他的什么，一定有足以让你能振奋起来的东西。我从来就不信中年危机这个词儿，因为这只是个让自己沉沦下去的借口，而不是理由。年轻时的期待和这些年现实所带来的沉重，应该是没有相互作用的，可是我们习惯性地总把一些事情跟年龄挂钩，看起来这没什么不对，但实际上，这是个错误的观点。"

他："但人毕竟无法忽视年龄增长所带来的一些问题。我现在这个年纪，就无法和二十来岁的时候，和充满热切、充满期待和热血的青春时期做比较。"

搭档："谁说的热切、期待、热血还有青春是一回事儿？那是两码事儿。青春是必定会逝去的，但你可以选择蓬勃地热血一生。"

他定定地愣了一会儿神："听起来，很鸡汤。"

搭档笑了："你都到这个年纪了，还在乎某种形式吗？所谓的形式，对你，应该是无效的。管他那个观点听起来是不是鸡汤，是不是其他什么！是什么都无所谓，是就是呗，做自己想做的，做自己喜欢的，至于别人怎么说，那不是你该考虑的，让说的人自己去考虑吧，跟你，无关。不要把无力感延伸到你生活中的每一个角落，除非你已经放弃了。那么，问题是，你放弃了？"

他："嗯……有……点意思……不过，其实我来只是想解决那个梦的……"

搭档："相信我吧，从某种程度讲，梦，就是现实。"

搭档关上门转过身，发现我正在看着他。

"怎么？"他问。

"不收费还是挺罕见的，对你来说。"我答。

搭档："因为我们的确没帮上他什么啊，只是随便聊了一小时。"

"失败案例？"

"嗯，"他点点头，"失败案例。"

我："按照你分析的，他的无力感，这的确算是一种中年危机，没错吧？"

搭档："没错，证据确凿。"

我："我们解决过这种问题……"

搭档："对，但这个人不一样，他是重度的。"

"嗯。"我表示认同，"他看上去的所有自律，都是源自无力感。但我还是不明白他离婚……"

搭档："你真信啊？他今儿在这里说的至少一半是假话。看小动作也看得出来。对于这种不想吐露实情却想解决问题的人，谁也帮不上的。他还不如刚才那个胖姑娘坦诚，甚至还不如前些日子那个芳华虚度的单身女人坦诚。他已经忘了怎么说真话，把自己全部都淹没在谎言里，只有这样才能找到一点点安全感。"

"你永远无法叫醒一个装睡的人？"

"对，就是这个意思。我已经提示了他无数次了，但他依旧瞎编乱造地说自己这个啊，那个啊……他离婚？我才不信呢……"搭档躺到沙发上伸了个长长的懒腰，然后把双手枕在脑后，"我可以确定，他是为了结婚而结婚的那种人，一切都很中庸，一切都很平淡，所以他骨子里想让自己不平淡，可是又什么都不想去做，说得实际一些，甚至还算不上是追车狗，他只是原地叫几声罢了，连追的动作都没有。所以，他失眠，在梦中。"

我："嗯……我总觉得能深挖出点儿什么来，你不这么认为吗？"

搭档："当然可以深挖出来点儿什么，每个人都可以深挖出来点儿什么，只是一个时间问题。但是，我真的厌倦了这种人，自生自灭吧，要么某天自己明白了，要么就此沉下去，沉到底，让那些窸窸窣窣的、潜伏在深处的东西把他彻底吃干净。"

我："有句话不知道当讲不当讲……"

搭档看了我一眼："别搞那么多网络语言，你要说什么？"

我笑了下："你自己留意到没？绝大多数情况下你对女性，会宽容一些，虽然嘴上说无聊说很烦，但还是会想办法的。但对男人……你的耐心和容忍度似乎……很低。"

搭档："当然，女人是弱小的，是被动的，而男人……"他闭上眼睛似乎打算睡一会儿，"男人有什么可叽叽歪歪的？大老爷们，有什么事儿自己扛、自己解决，整天哀哀叫算什么？我对男人没什么同情心，自己搞掂。"

我："你这个态度完全不像个干心理行业的……"

搭档："无所谓吧？过去青楼还有权选择服务对象呢……"

"你怎么说着说着又剑走偏锋了……"我看了看墙上的挂钟，"起来吧，约的人应该快来了。她一向提前到的。"

搭档回过神儿又愣了一会儿，问："后面还有？是什么情况来着？"

我："离婚后的心理健复。"

搭档坐起身："哦，对，那姑娘……"

"我怎么感觉你没缓过神来似的？"我边收拾茶几边问。

他歪着头看着我收拾走了会儿神后，问："你说，我花多久能让刚刚那个家伙跟我说实话？"

我笑了："一定会花上好久的。"

搭档："真的吗？"

我："嗯，我确定。那个漫长的过程，还有我们付出的精力，和他所支付的费用不会是正比，因为太久了。"

"哦……"他点点头站起身又伸了个懒腰，"好吧，我先去洗把脸。"

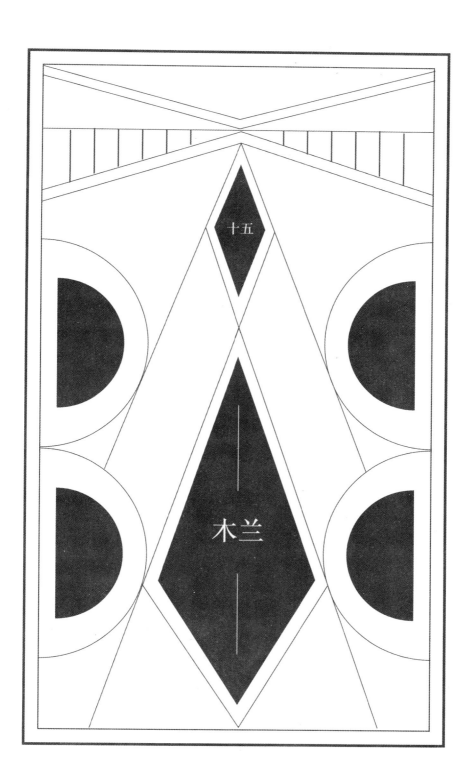

十五

木兰

"其实从十几岁的时候就觉得……觉得自己过于……嗯，矫情了，但好歹还没影响到什么，可现在……啧……已经……挺明显地影响到工作了。"自从开始说自己的问题，她的双手就不停地绞在一起，纠缠，拉扯，仿佛要把手指扯掉似的。

"嗯。"搭档点点头。

她："经常会陷入到无休止的修正、修改、检查，那种状态，无法自拔。为此合伙人跟我争执了好几次。那时候我还没觉得是自己的问题，后来合伙人委托一个跟我们都熟识多年的姐姐来跟我谈了。哦，对了，那个姐姐帮过我好多次，对我有恩，现在也是我们的投资人之一。跟那个姐姐聊的时候我才慢慢明白，问题在我这里。想明白后我去跟合伙人道了歉，他建议我来找你们看看，说你们很强，在圈里还是……"

搭档打断她："好了，谢谢，我们只是因为兴趣做个小诊所而已，没那么夸张的。基本我听明白是怎么回事了，那么，介意我们聊聊你的生活还有家庭吗？"

"嗯，"她点头，"好。"

搭档："你单身？"

她："对，单身。"

搭档："工作很忙吗？"

她："自己创业，的确很忙。"

搭档："焦头烂额那种吗？"

她："啊，那倒不至于的，没有那么夸张。"

搭档："有多久了？创业。"

她："应该是五年了。"

搭档："嗯？五年还没进入正轨吗？"

她："啊，不是的不是的。上一个公司做得不错，大概在十八个月前，以一个非常优厚的价格被卖掉了，算是第一桶金吧。现在的项目是刚刚开始做没多久的。"

搭档："看上去你们做得不错哦。都是同一个合伙人吗？"

她："对，同一个。但上次没这样争执过，可能彼此相对都克制很多吧……我是说我，我相对克制很多。主要在我。"

搭档："你跟合伙人之间是……纯粹的合伙人？"

她："对，是纯粹的合伙人，他曾经是我原来公司的同事，人很好。"

搭档："男的？"

她想了想："嗯，男的，但也喜欢男的，所以我们之间……你明白吧？"

搭档："明白,好姐妹。"

她笑了："差不多。"

搭档："你刚才说的无休止的修正、修改、检查,是指工作吗?"

她："是,而且是完成的工作,我总是陷入无限修正的状态,这让我的合伙人很烦,因为牵扯到彼此的精力。但……啧,我就是忍不住……总觉得似乎做得不够好。"

搭档："极端的完美主义吗?"

"完美……"她停下认真想了一下,"其实我生活中没……没这么多事儿的,就是对待工作的时候才会这样,而且很多时候我意识到似乎有点儿过分了,但那个劲儿上来就……反正谁也拉不回来,非常偏。"

搭档："是从自己创业才开始的吗?"

她："是,第一次创业的时候就这样,但那会儿还能克制一些,不过……"

"不过什么?"搭档追问。

她："不过我会为此而睡不好,虽然做好的项目是交出去了,利润也拿到了,可是一点儿都高兴不起来,总是会不安,似乎……是一种很失败的感觉,觉得自己没能做好。那时候我总是问合伙人这个问题,他说我压力太大了,不要那么过于认真地较劲,放松点儿。公司卖掉后我还去散心玩了三四个月。那期间回想起来觉得自己在工作中是太较劲,可能真是压力大,以后不能这样了。可是后来重新找到项目,一开始做就又……而且是变本加厉的那种,从还没正式开始就是……嗯……就装修的时候,那会儿就开始……为此还跟合伙人吵过……反正……反正回想起来很……夸张很古怪的。有一次合伙人实在烦透了，问我是不是提前二十年过更年期了……话是说得很难听，可是其实后来自己想想还真是那么回事儿……反正觉得自己挺……糟糕的。"

搭档："自己分析过为什么会这样吗？"

"压……力吧？"对此她很迟疑。

搭档："还有吗？"

她抿着嘴唇低着头："我也不太清楚，所以才来……我这算严重的心理问题吗？"

搭档想了想："其实，从心理治疗的角度讲，能显现出来的，就不算太严重的，跟看病一样，毕竟有明显症状。而那种不舒服却说不明白哪儿不舒服的，也就是很难显现出来的，可能相对更棘手一些。至少我们所了解的大多可以这么划分。"

她期待地看着搭档："那我是什么问题呢？该怎么办？我要不要参加一些瑜伽或者静坐冥想的活动？曾经有朋友跟我推荐过，说很好。"

搭档："你试过吗？"

她："嗯……试过，但没觉得怎样了。当时是觉得还好，至少放松了，但一旦回到工作中就……你明白吧？只是在工作场景状态下才会……有用，其实还是没用。"

搭档："明白，因为并没有找到根源。"

她："那根源是什么呢？"

搭档："我需要知道更多，关于你的。"

她："生活吗？"

"对，"搭档点点头，"生活。"

"嗯……"她低下头咬着嘴唇，"从家庭开始说？还是从小时候开始说？"

搭档："最好一起说，如果有什么问题觉得难以开口，可以绕过去，但要告诉我们，有没有绕过什么，可以吗？"

"嗯……我觉得……"她垂着眼睑点了点头，"可以吧。"

"OK，那么，说说你是在什么环境下长大的。"搭档故意无视她对于倾诉的不确定。

她抬起头："挺普通的家庭，没有什么特别的，父母都是普通小文员，他们对我也挺好的。独立生活之后……也没什么特别的事儿发生，谈过两次恋爱，都失败了，失败的责任……不算是我的问题，性格不合吧算是，只是不合而已。别的……就没什么了。"

搭档耐心地看着她，并没有接下去。

她停了几秒钟："嗯……差不多了吧，这样……哦，之前那两次恋情一次在大学期间，一次在工作后，现在都没联系了。"

搭档微笑着点了点头："按照你的说法，那就不应有问题，对吗？刚刚你自己也说过了，觉得自己不对劲儿，所以在朋友的建议下来找我们，那么，现在你已经坐在这里了，我们正在聊，如果你真的觉得一切都很好，现在就可以结束了。但，我并不能帮你什么，因为你说，你的生活到现在为止，顺风顺水，连个小波折都没有，所以我也不知道问题出在什么地方了。"

她绞着双手手指，没吭声。

搭档："有个小常识，想必你应该也知道。有些时候我们的皮肤表面会起痘痘，那些痘痘看着很小，针尖儿大的一点点，但在皮肤之下，很可能有几倍甚至几十倍的溃疡、脂肪渣、感染的毛囊，或者其他什么病变。绝大多数心理问题，也一样，能看到的，能感觉到的，只是一点点，但你自己心里应该非常清楚在那表面之下的毛囊里到底有多大的一个症结所在。而如果我们能帮到你的话，那么绝对不会是简单粗暴地撕开针尖大小的伤口，然后用锋利的刀具把里面清理干净。虽然那是个很有效的办法，但副作用太大了，而我们要做的只是把皮肤上那个小痘痘尖儿稍微挑开一点点，把毛囊里的脏东西清理干净，上药，等待它自己慢慢愈合，虽然需要花点儿时间，但是相对只会留下很小的、难以察觉的痕迹。而你，还是你，但制造出那颗痘痘的病灶，不在了。这看起来并不难，对不对？"

她微微皱着眉点了下头。

搭档笑眯眯地看着她："不过，现在我们面临个难点，那就是，起痘痘的那个人，不让我们去碰它，总是避开，可是表面之下的那个病灶又在疼，怎么办？"

她努着嘴看着自己的脚尖好一阵才开口："我……明白了……嗯……明白了。我想……"

搭档靠回到椅背上把双手手指扣在一起："不着急，我们有的是时间。你可以慢慢做这个决定，我只是提示一下：有问题，并且你认为是迫切的问题，那就最好尽早解决。当然，假如你不认为有那么迫切，那么，等你觉得迫切的时候，再来找我们就可以了。记得提前预约。我们真的并不着急。"

她轻笑了一下："你们当然不着急啊，问题又不是你的。"

搭档："所以说……"

她不再纠缠手指认真地看着搭档："我懂了。你问吧。"

搭档："我不知道该从哪儿问起，这需要你来起个头。"

她酝酿了好一阵才开口："我爸……嗯……对我很……严格，从很小的时候就是。印象中有一次他要我去打一个欺负我的男孩，我不愿意，我说'我是女孩'，然后……然后他就……嗯……啧……很愤怒，这件事发生的时候我太小了，后面不记得了，只是很朦胧地有个他大发雷霆的印象。再后来，大概在我上大学的时候吧，我妈曾经有一次聊天跟我说过：'你上大学了，成绩不能落下，而且将来要出人头地，绝不能找个人嫁了就不再努力了。'我开玩笑地问我妈，要是我就是想安静地过普通生活呢？我妈她……当时脸色就变了，我被吓坏了，问她怎么了。她说……她说我出生的时候，我爸极度失望，因为我是女孩。从那之后我爸对我妈的态度也一落千丈。对此我妈一直就没能抚平这个伤口……"说到这儿她低着头咬着嘴唇停下了。

搭档："这件事，你爸跟你说过吗？"

她摇摇头："没有。"

搭档表情严肃地点点头："嗯，请继续，我在听。"

"其实就算我妈不说我也知道……只是……你能明白吧？只是我不愿承认罢了，所以很多事情上我会对自己很挑剔，而且……算了，没有而且，反正我知道，他很希望我是男孩。比方说，有时候他说到自己某个同事或者朋友的孩子如何如何出色，他会以羡慕的口气说：'你看，男的这种事就很容易成功。'或者是'这种事女人还真不行'。然后就叹气，然后小声地说点儿什么。印象中大概是在上中学的时候吧，在他小声嘀咕的时候，我假装看电视，其实在仔细听，听到他小声说的内容是什么了。他说……他说：'我没福气，我命里该着，没个儿子。'我听见了……"她的声音有些哽咽。

搭档："按理说，他那么想要男孩为什么不想办法再生一个？虽然当时有政策限制……但应该还是有点儿办法的吧？"

她绷了一阵，没让眼泪流下来，红着眼睛抬起头："是，本来是打算的，但后来一直没有，检查的时候，查我爸……他……精子的存活率很低。我妈怀我，已经就是偶然中的偶然了，他们后来再也没要成孩子。听我妈说，我爸还曾经偷偷带我做过亲子鉴定，他怕我不是他的……再后来还听我妈说过，说要不是他的问题，而是我妈的问题，我爸一定会跟她离婚的……"

搭档："你父亲，有虐待过你吗？"

她："这个没有，但是他会故意忽视我。"

搭档："嗯，冷暴力，这算是精神上的虐待了……"

她沉默着点了点头。

"那么，"搭档又问，"你一定尝试过引起你父亲的注意，对吗？"

她："嗯，但我不敢用反叛的方式，虽然他不会虐待我，但会说得很难听。所以在上学时我都是加倍努力的，每次拿到很好的成绩都期待着他能像别的父亲一样，摸着我的头，夸我很棒……啧……但……他没有过。"

搭档："他无视你所做出的努力和你的优异吗？"

"比这还糟，"她含着泪尴尬地笑了下，然后从包里掏出纸巾攥在手里，"他会问比我更优异的是谁，男孩还是女孩……你懂吧？那种打击……甚至可以说是诋毁，会让我感到窒息，而且是无法摆脱无法逾越的那种……彻底而……"看得出，虽然她已经拼命在克制，眼泪还是顺着脸颊滑了下来。

搭档前倾着身体，把手肘放到膝盖上看着她："放松，没事儿了，过去了……"

她抬起头看着搭档："不，没过去，并没有过去。"

搭档："你现在的成就早已经……"

她吸了下鼻子抑制住自己的情绪，长长地出了口气："他去世好几年了，在我做出成绩之前，就去世了。他住院的那几个月，我尽心尽力，满以为可以在他心里挽回哪怕一点点他对我的失望。甚至我幻想着在他咽气前，他能摸摸我的头，什么都不说，摸一下就好，但……但是……你知道吗，他临终前说的最后一句话是：'真遗憾你不是个儿子，否则我就能安心闭眼了……'"

如果不是她哭着亲口说出来，我几乎不敢相信一个男人居然可以这样混账到自己生命的最后一刻。

搭档回头看了我一眼，点了点头，然后对她说："的确是太过分了。你母亲现在……"

她深深吸了口气后定了定神："她很好，身体各方面都不错。如果不是我妈，我真的都不想留我爸的骨灰，反正他根本就不认同我的存在。但，有时候我就想，是不是我的命里就该有这么个爸，否则我不会有现在的……”

搭档："不，这是两回事儿，是你所做出的努力，和他无关。"

她："我知道……但……好吧，不好意思，吓到你们了，真抱歉我……没能抑制住。"

搭档微微一笑："没关系，在我们这里哭的人还是很多的，多到远远超出你的想象。"

"真的吗？"她擦干眼泪笑了一下，"好吧，那也不多我一个……其实，说到这儿，我自己也明白是怎么回事儿了。请问，我该怎么办？那个纯粹的、影子似的东西，挥之不去，总是压在心里，所以我会陷入到无休止的检查状态，所以就算做出再多成绩，也会不安。但我却无法证明给他看了……"

搭档："其实你早就不需要证明给任何人看……"

她："我知道，道理我都懂，但就是过不去心里这个坎儿……"说着眼泪又在她的眼里开始打转。

搭档："对，但我想问一句，到目前为止，你所做的一切，真的是为了证明给他看吗？如果是那样，他已经不在人世了，那么按理说你应该颓败下去，不再有任何抗争与……"

她抽了抽鼻子："也许是一种生活惯性吧？或者是工作习惯。"

搭档："并不是，是你那颗心还没平复下来。"

她："嗯……是我有什么地方做得不够吗？该怎么做才能……"

"不不，你搞错了一件事。"搭档直起身体看着她，"这是一个男人的世界，是一个被男人所掌握的世界。男人不相信女人，至少不像相信男人那样相信女人，他们不认为女人能比男人更优秀。所以很多时候，女人在某些情况下想要获得男人一样的成就、金钱、地位，是要比男人付出几倍甚至几十倍的努力的。同等基础上想获得同等成就的话，女人面临的可能是 Super Difficult Mode（超级难度）甚至 Hell Mode（地狱模式），而男人只需 General Difficulty（一般难度）就可以……"

她擦了擦眼泪笑了下："听起来你在尝试着从女人角度说……是为了让我好起来吗？"

搭档："相信我，我的工作让我接触到了足够多的，关于性别歧视的问题。说这些不是为了讨你喜欢或者为了平复你的内心，而是我真的这么想——这是男人的世界，男人几乎拥有一切，很多情况下女人甚至只能被看作是某种筹码与商品，她们不仅仅得不到应有的尊重，而且还被从能力上蔑视。在女人看来，这个世界是充满怪物的，那些怪物比自己高大，比自己强壮，比自己拥有更好的爆发力、耐力，以及资源。所以女人几乎天生就学会了隐藏自己，隐藏自己的想法，隐藏自己的愿望，隐藏自己的绝大多数真实意愿，因为女人知道，这个世界不是自己的，而是男人的。所以女人生存下去的唯一选择是——你知道是什么吗？"搭档微笑着看着她。

她脸上带着一种复杂的表情看着搭档："啊……你突然这么问……"

"智慧。"搭档没故作高深而是立刻说出了答案，"希腊神话中，掌管智慧的神是男神还是女神？"

她笑了："女神，雅典娜。"

搭档打了个很响的响指："没错。还有呢？雅典娜还是什么女神？"

她："啊……这个我记不太清楚了，战争吗？好像还有……纺织或者工艺对吗？"

搭档扬了扬眉："一点儿没错。OK，你看，虽然女人没有男人强壮，但却是能够主宰战争的。靠智慧。"

她笑得前仰后合："你这算歪理邪说了吧？但细想还是挺有道理的。"

我对此习以为常，那家伙精通于此。

搭档："好了我们说回来，为什么不是个智慧男神呢？"

她面带微笑地想了想："你是想说……不过那只是神话啊……"

搭档摇摇头："不，希腊神话是不同的，希腊神话的诸神更具人性化，甚至是直接映射。女人想要在怪物林立的，比自己高大、强壮的男人世界生存下去，依靠的，就是智慧。你知道我在说什么吗？我是说，女人的确比男人要聪明。"

她："那，这样的话，为什么现在不是个女人的世界而是男人的世界呢？比方说人类没有其他动物的力量与速度，人类却统治了这个世界……"

搭档："因为女人虽然比男人更具有智慧，但是，女人却被一样东西所牵绊。"

"啊……让我想想是什么。"她用一根食指压着下唇，微皱着眉。

"你告诉她？"搭档回过头看着我。

"情感。"我说出了答案，"女人之所以没能统治这个世界，是因为受情感所牵绊。所以很多时候女人所做出的决定并不是最佳的。而在很多情况下，做出最佳的选择需要冷酷无情才能相对客观。"

她想了会儿，点了点头。

"好了，"搭档转回头看着她，"现在你还认为我刚刚说的那些观点，是为了让你解开心里那个疙瘩的漂亮话吗？我们——我指我和搭档，我们很早就因为一些案例讨论过这个事实。所以，我不是故意挑你喜欢听的去说，而是在告诉你，你现在的成就，是很多人所望尘莫及的，无论是男人还是女人。你理应享受现在所得到的一切，无须惭愧，无须证明给任何人看，也无须不安。这是你应得的。作为一个不如你的男人来说，他甚至没有资格去评价，不管他是谁。"

她认真地看着搭档："我从没想过这些。"

搭档："那个无聊的、性别的歧视，你已经背负得太久了，你不该承担这些的，因为你从未做错过什么，这根本就不是一个错误，这只是某个人的狭隘和偏见。更何况，"搭档弓着腰，一只手撑在膝盖上，另一只手伸出一根手指指着她心脏的位置，"那个人，已经不在了。你，还要让他继续压在你的心上吗？"

她含着眼泪看着搭档："我真的懂了。谢谢，谢谢你帮我放下它。"

她签过字之后把银行卡单据递给搭档，然后看着他："我从没想过……嗯……你们这个职业能给人实际的帮助……我以为就是……就是一些填空和分析分类呢。"

搭档接过单子看了一眼递给我："填空分析？你是指课题研究吧？"

"啊……这个我就不清楚了，"她抱歉地笑了一下，"只是一个很粗糙的印象，不记得从哪儿来的了。不过……你们真的接触过很多关于性别歧视的案例吗？因为刚才说的那些，的确很多都是女人才会想到的……"

搭档认真地点了点头："很多。"

她："像我这种情况呢？"

搭档："也并不罕见。"

她先是叹了口气，然后收拾好自己的包，抬起头看着搭档："你知道《乐府诗集》吗？"

搭档转头看我："诗词歌赋不是你的爱好吗？"

我愣了一下，很快就明白她指什么了，然后无声地用口型告诉搭档。

"《木兰辞》? 你是想说《木兰辞》吗？"搭档看看我，又看了看她。

她笑着点点头。

搭档："你是想说？"

她："之前，我一度曾经很羡慕木兰，因为她让世人看到了自己的努力与成就，并且衣锦还乡，达成了自己的愿望。但，到今天我才明白，她所做的一切只是为了证明给自己看。也才理解了'当窗理云鬓，对镜贴花黄'的那个时候，她的内心是什么样的。"

搭档皱着眉想了想，问："是什么样的？"

她走到门口拉开门，转回身得意地笑了下："男人啊，你们猜猜看。"说完轻轻带上了门就这么走了。

搭档转过头困惑地看着我："你明白了吗？"

我拉开抽屉整理着抽屉里的信用卡单。

"怎么了？"搭档追问。

我："没怎么，你不觉得你把她说通了，她满血复活太好了吗？好得有点儿过了？"

搭档愣了一会儿才反应过来："哦哦，明白了。我没觉得过了啊，这样挺好。"

等我整理好抽屉后，那家伙已经按照惯例溜回到沙发上翻杂志去了。

我坐到他斜对面，端起水杯看着他，还没等开口他头也不抬地问："你打算晚上请我吃什么？"

我一口水差点儿喷他裤腿上。

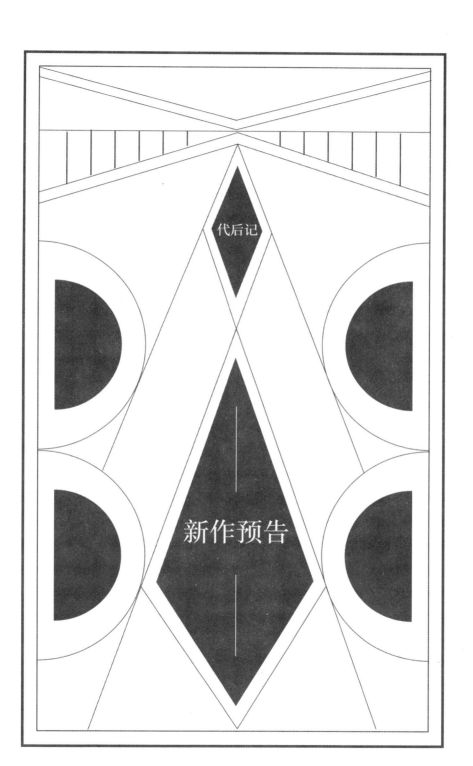

代后记

新作预告

新作将是一册各自独立的短篇集，拿出其中一篇，代后记。

永夜

"人类真是奇怪的动物，当我们没有外来压力的时候，我们的劣根性会扩大很多倍，并且我们丝毫没有忏悔的意思。而当面临压力的时候，我们的爱，我们的善良，我们宽容和坚韧的那面就会突然展现出来，就好像我们本来就拥有高尚的情操一样……"

"对不起，我必须打断你！因为高尚的情操的确原本就是人类的美德，而并非从什么地方植入的！"

"好吧，就算你说得没错，但那些美德平时都哪儿去了？在永夜之前，我们只会因为某人的高尚情操而感动，但是绝大多数人，我是说绝大多数人！都仅仅是一种旁观者的态度而已，并没有打算自己也成为那种拥有高尚情操的人，否则我们不会读到南丁格尔的故事以及甘地的传记时泪流满面。对吗？"

"高尚的情操是需要被环境激发出来的……"

"真的是这样吗？你能明白我所说的吗？问题在这里吗？问题不在这里！我是说，平时它们都在哪儿？为什么我们不能时刻那样呢？就像在永夜之乱结束后最初的那段时间一样？关键的问题……"

我安静地捧着一杯水看着电视上两个人在激烈地争论着。理论上讲，我非常认同那个中年人在不停地对人类劣根性所进行的批判和指责，但是我却无法彻底地认同，因为我就是人类——我只能从我的角度去看。

假如在永夜之前听到有人说这种话，我定会不屑一顾并且对此嗤之以鼻，但是经历过那种种磨难后幸存下来，我的看法有些改变。

一切都是从那天开始的。

那天之后，天空再也没亮起来过，人类进入了黑暗的时代。没人知道什么时候太阳能再度升起。

不出所料，面对无边的黑暗，人类的脆弱毕现无疑——各种道德观、价值观以及现有社会体制完全崩坏——没人再听命于各自的政府和统治。整个人类社会开始彻底地动荡，加上宗教团体蛊惑，几乎所有人都陷入了没有缘由的自责、自残，甚至自杀情绪……这些在人群中蔓延开来……最初的那一年，整个世界因此而失去了几十亿人。

假如真的有世界末日的话，那段日子就是末日。但不是世界的末日，而是人类的末日。因为每个人都是疯狂的。

那几年，人间就是地狱。

随着时间的推移，人们发现黑暗只是黑暗，除此之外和以前没有任何不同。黑暗中没有来自异世界的怪物，也没有任何可怕的东西。于是人们开始逐渐恢复了理智。我们这些活着的人重新建立社会秩序，并且努力恢复到黑暗来临前曾有的生活中去。

慢慢地，各种信息传播渠道也开始恢复了。生物学家们惊喜地发现植物并没有因为这永恒的黑暗而停止生长……什么？你问光合作用和叶绿素？很遗憾，这我不知道，你去问植物学家们好了，我不清楚，也并不关心那是为什么。相对而言，我只关心自己的餐桌上有没有早餐、午餐还有晚餐，并且我还在努力抚平来自心灵的创伤——我有将近一半的亲友都自杀或者死于先前那场全球性的社会动荡——我需要时间来安慰自己——每个活着的人都是。

当生活恢复正常后，我是指电话能够重新使用后，我每天都会打很多电话，同时也会接到很多电话。有时候打来的甚至仅仅是某个交换过名片的人。那些和我通话的人，包括我自己，都在哭。我们哭着诉说自己的不幸，倾听着他人的不幸。每天我们都在忏悔，并且宽慰他人……那将近一年的时间里，没有战争，没有暴力，没有罪恶，仿佛整个人类社会为此而跨越了一大步——学会宽容、忍耐、怜悯、仁爱，放弃了人类曾有的那些陋习与罪恶……

现在回想起来，那段时间仿佛并不是身处于人类社会，而是身处于别的物种之中——没有一个坏人。

但那段美好的时光仅仅维持了一年都不到。很快，我们，我是说人类，又恢复到了永夜来临之前的样子。至少看上去一切都和之前一模一样。

急促的电话铃把我的思绪拉了回来。

我把电视的声音关闭后拿起了话筒。

"喂？"

"是我。"

打电话来的是我的一个同事，叫陈浩。

"老周，呃……盛阳……呃……去世了……"

盛阳是我们都认识的一个朋友。在永夜后最初混乱的那段日子里，他曾经带着女友逃到别的城市。当混乱结束后他一个人回来了，而他的女友没能躲过那场整个人类自己造成的灾难。

我攥着话筒沉默了好一阵。

"是自杀的……"

"嗯……"

"老周，我这么说也许不是很恰当，但是……你还好吧？"

"我……"说实话我不清楚自己到底算不算还好。

"不管怎么说，你多保重……下周盛阳的葬礼上见吧，我想跟你聊聊，具体时间等我通知好了……那么，我先挂了……"

又是一阵尴尬的沉默后，他挂断了电话。

我把话筒扔在一旁，换了个频道后重新打开电视音量。此时画面上一群人正在把许多探照灯杂乱地堆在一起，并且把光柱同时射向天空。看得出，那些是光明祈愿会的人在搞什么活动——光明祈愿会是永夜之乱结束后不久，由民间自发成立的一个组织。这个组织发展得很快，短短几个月内机构就遍布全球，会员已经有上百万人。这些人整天都在用各种宗教仪式祷告，乞求能再次见到阳光，同时还在深刻地批判着人类的种种陋习——刚刚参加辩论栏目的那个言辞激烈的中年男人就是光明祈愿会的主要成员之一。

"……光明祈愿会所发起的这项活动大约有五千人参加，他们把灯光射向天空，祈祷着温暖的阳光能再次照耀到我们的星球。这次祈愿活动的口号是：期盼晨曦……"

我关了电视、关了灯，倒在沙发上，呆呆地看着天花板等待入睡。自从永夜之后我再也无法在床上入睡，不知道为什么，每次睡在床上都会使我噩梦连连。

一周后我参加了那场葬礼。参加葬礼的都是盛阳的朋友，没有他一个亲人。因为盛阳的全部亲人都在永夜之乱中去世了。也正因如此，对于盛阳自杀的原因没人询问——那种难以喘息的压抑我们都能理解。

只是，谁也帮不了他。

葬礼结束后，陈浩问我有没有空，然后我们去了一家简陋的小茶馆。

坐下后，陈浩凝视了我一会儿说："看上去你还不错。"

我不知道该怎么回答他，只是点了点头。

"盛阳……真可惜……其实我们应该多陪陪他……"

我看着茶杯里的泡沫打断了他："他一个亲人都没有了吗？远房亲戚？"

陈浩摇了摇头："我们已经仔细找过了，的确没有了。他留下的那些财物最后我们都给了他女友的父亲——你知道的，那个女孩的母亲也在永夜之乱中去世了。"

我喝了口茶，略带苦涩。

陈浩叹了口气："真可惜啊，其实我应该早一点儿告诉他真相的。"

我从走神的状态回醒了过来，因为我听出这句话里有些别的什么。

"真相？什么真相？"

"你没听说吗？"陈浩先是略带惊讶地反问，然后稍微前倾着身体并且压低了声音，"消息是从光明祈愿会传出来的。"

"那个宗教团体？传出来什么了？"

"嗯……"他沉吟了一下，"他们说，实际上，阳光并没有消失，只是我们看不到罢了。"

我愣了一下："什么？"

"阳光还在，只是我们无法看见它的存在。"

"我没听懂。"

"你想啊，为什么植物都还正常？为什么一切都还正常？"

"呃，这个我不清楚……"

"因为一切都正常，什么都没改变，只是全体人类突然看不到阳光了而已。"

"这怎么可能？"

"实际上，这很可能。"他严肃地看着我，说得斩钉截铁。

"为什么？"

"你应该知道吧？假如说我们可以见到的各种频率的光并排排列的

话，有一米长，那么我们肉眼看不到的光并列起来，会超过一亿五千万公里那么长。也就是说，原本就有很多我们肉眼无法看到的光存在。而永夜……"说着他用手指敲着桌面，"而永夜其实根本不存在，只是我们的视觉丧失了看到一些光的能力……"

"这不可能，你和我都是医生，我们都很清楚这种全体性的突发疾病不可能存在。"

他笑了："你一定要用医学来解释吗？没错，我们都是医生，但是我们也都清楚，医学从某种程度上讲只是应对措施罢了，它解释不了很多事情和问题。"

"可是……"

他不耐烦地挥了挥手打断我："得了，我早就知道你不会接受这种说法，所以现在才告诉你……"

"不，我想问的是：假如你说的这些成立，那么为什么会这样？"

"这个……会里的人说……嗯……也许是出于某种惩罚……"

"惩罚？来自神的？或者造物主？"

"大概是吧……"他说得含糊其词。这时候我注意到，他衣领上别了一枚小小的徽记：一束光照耀在一颗蓝色的星球上——这个标志我认得，那是光明祈愿会的徽记。

"其实我们一直都还身处在光明之中，只是我们看不到罢了，也许有一天，突然之间，一切都恢复了，我们又能继续看到阳光照射下来，洒在路面上……"

我放下茶杯看着他："你相信了？"

他也看着我，一字一句地反问："我为什么不相信？现在世界已经这样了，不是吗？"

我们没有再聊下去，而是各自默默地喝完杯子里的茶，然后互相道别。

回到家后，我打开电视——因为我受不了家里没有任何声音，而脑子里还在想中午陈浩所说的。

我走到窗边，看着窗外。

现在是下午三点，窗外的天空是黑色的，路灯和车灯在黑暗中勾画出一条条的光带，而黑暗中另一些星星点点的灯光表明那些房间里有人在忙碌着什么，这个世界现在就是这样的，二十四小时都是这样的。

我深深地吸了一口气，否则我会觉得难以呼吸，仿佛有什么东西堵在心口。

面对着黑暗，我无法相信陈浩所告诉我的。

这时一股绝望的情绪涌了上来。我猜，我再也见不到太阳升起的那一刻了。

我无比地怀念最后一次见到太阳升起的那一天，可是，我无论如何也想不起那究竟是哪一天。